全国高等医药院校医学检验专业"十二五"规划教材

供医学检验等专业使用

医学检验仪器学实验

主　编　胡志坚　宫心鹏
副主编　曾照芳　余　蓉　李兴武　张丽琴
编　者　（以姓氏笔画为序）

王旭东　成都中医药大学
向　华　重庆医科大学
余　蓉　成都中医药大学
张丽琴　包头医学院
李木兰　湘南学院
李兴武　蚌埠医学院第一附属医院
孟佩俊　包头医学院
金　丹　湖北中医药大学
宫心鹏　河北医科大学第二医院
胡志坚　九江学院临床医学院
曾照芳　重庆医科大学
谢国明　重庆医科大学

华中科技大学出版社
http://www.hustp.com
中国·武汉

内 容 简 介

本书重点介绍与基本检验设备(显微镜、离心机、微量加样器)、血液检验仪器、尿液检验仪器、生化检验仪器和免疫学检验仪器等仪器的操作、维护、性能评价有关的常用实验。每个实验从实验目的、实验器材、实验原理、仪器描述、实验步骤、数据记录与处理、注意事项等方面作了详细阐述,以便学生掌握临床检验仪器的使用方法和各项基本实验技能。

本教材主要供高等医药院校医学检验等专业学生使用,也适合作为临床实验室技术人员的参考用书。

图书在版编目(CIP)数据

医学检验仪器学实验/胡志坚,宫心鹏主编. —武汉:华中科技大学出版社,2013.5(2022.8重印)
ISBN 978-7-5609-8826-9

Ⅰ.①医… Ⅱ.①胡… ②宫… Ⅲ.①医学检验-医疗器械-实验-医学院校-教学参考资料
Ⅳ.①R446-33 ②TH776-33

中国版本图书馆 CIP 数据核字(2013)第 080553 号

医学检验仪器学实验 胡志坚 宫心鹏 主编

策划编辑:荣 静	
责任编辑:熊 彦	
封面设计:范翠璇	
责任校对:刘 竣	
责任监印:徐 露	

出版发行:华中科技大学出版社(中国·武汉)　　电话:(027)81321913
　　　　　武汉市东湖新技术开发区华工科技园　　邮编:430223
录　　排:华中科技大学惠友文印中心
印　　刷:广东虎彩云印刷有限公司
开　　本:787mm×1092mm　1/16
印　　张:6
字　　数:143 千字
版　　次:2022 年 8 月第 1 版第 8 次印刷
定　　价:20.00 元

本书若有印装质量问题,请向出版社营销中心调换
全国免费服务热线:400-6679-118　　竭诚为您服务
版权所有　侵权必究

全国高等医药院校医学检验专业"十二五"规划教材

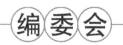
编委会

主任委员　尹一兵　徐克前

委　　员（按姓氏笔画排序）

王庆林	湖南师范大学医学院	陈育民	河北工程大学医学院
王晓娟	佛山科学技术学院医学院	郑　芳	武汉大学医学院
尹一兵	重庆医科大学	姜　傥	中山大学中山医学院
刘永华	包头医学院	胡志坚	九江学院临床医学院
刘晓斌	延安大学医学院	赵建宏	河北医科大学
权志博	陕西中医学院	夏　薇	北华大学
邢　艳	川北医学院	徐克前	中南大学湘雅医学院
阮　萍	绍兴文理学院医学院	贾天军	河北北方学院检验学院
吴俊英	蚌埠医学院	陶元勇	潍坊医学院
张　展	郑州大学第三附属医院	陶华林	泸州医学院
李　艳	吉林医药学院	高荣升	佳木斯大学检验医学院
肖露露	南方医科大学附属南方医院	梁　统	广东医学院
陈昌杰	蚌埠医学院	曾照芳	重庆医科大学

总序

2011年《国家中长期教育改革和发展规划纲要(2010—2020年)》的颁发宣告新一轮医学教育改革的到来。教育部要求全面提高高等教育水平和人才培养质量,以更好满足我国经济社会发展和创新型国家建设的需要。近年来,随着科学技术的进步,大量先进仪器和技术的采用,医学检验也得到飞速发展。医学检验利用现代物理的、化学的、生物的技术和方法,为人类疾病的预防、诊断、治疗以及预后提供重要的信息。它在临床医学中发挥着越来越重要的作用。据统计,临床实验室提供的医学检验信息占患者全部诊疗信息的60%以上,因此医学检验已成为医疗的重要组成部分,被称为临床医学中的"侦察兵"。基于此,国家教育部2012年颁布的专业目录将医学检验专业人才培养定位于高水平医学检验技术人才的培养。

这些转变都要求教材的及时更新,以适应新形势下的教学要求和临床实践。但是已经出版的医学检验教材缺乏多样性、个性和特色,不适应新的教学计划、教学理念,与临床实践联系不够紧密。已出版的相关教材与新形势下的教学要求和人才培养不相适应的矛盾日益突出,因此,加强相关教材建设已成为各相关院校的目标和要求,新一轮教材建设迫在眉睫。

为了更好地适应医学检验专业的教学发展和需求,体现最新的教学理念,突出医学检验的特色,在认真、广泛调研的基础上,在医学检验专业教学指导委员会相关领导和专家的指导和支持下,华中科技大学出版社组织了全国40所医药院校的近200位老师编写了这套全国高等医药院校医学检验专业"十二五"规划教材。本套教材由国家级重点学科的教学团队引领,副教授及以上职称的老师占85%,教龄在20年以上的老师占70%。教材编写过程中,全体参编人员进行了充分的研讨,各参编单位高度重视并大力支持教材的编写工作,各主编及参编人员付出了辛勤的劳动,确保了本套教材的编写质量。

本套教材充分反映了各院校的教学改革成果和研究成果,教材编写体系和内容均有所创新,在编写过程中重点突出以下特点。

(1) 教材定位准确,体现最新教学理念,反映最新教学成果,紧密联系最新的教学大纲和临床实践,注重基础理论和临床实践相结合,体现高素质复合型人才培养的要求。

(2) 适应新世纪医学教育模式的要求,注重学生的临床实践技能、初步科研能力和创新能力的培养。突出实用性和针对性,以临床应用为导向,同时反映相关学科的前沿知识和发展趋势。

(3) 实验课程教材内容包括基础实验(基础知识、基本技能训练)、综合型实验、研究创新型实验(以问题为导向性的实验)等,所选实验项目内容新、代表性好、实用性强,反映新技术和新方法。

（4）实现立体化建设，在推出传统纸质教材的同时，很多教程立体化开发各类配套电子出版物，打造为教学服务的共享资源包，为学校的课程建设服务。

本套教材得到了医学检验专业教学指导委员会相关领导专家和各院校的大力支持与高度关注，我们衷心希望这套教材能为高等医药院校医学检验教学及人才培养作出应有的贡献。我们也相信这套教材在使用过程中，通过教学实践的检验和实际问题的解决，能不断得到改进、完善和提高。

全国高等医药院校医学检验专业"十二五"规划教材
编写委员会
2013 年 6 月

前言

当前,检验医学已经进入自动化、集成化和信息化的时代,疾病诊断、病情监测、疗效评估和预后判断都离不开检验医学技术的支持。检验仪器同检验医学共生共赢,与时俱进,发展迅猛。现代化的检验仪器得到广泛应用,既大大提高了实验室的工作效率,又保证了检验质量。可以这样说,没有检验仪器,医学实验室就无法开展工作。因此,医学检验仪器是检验技术人员完成各类检验报告不可或缺的基本条件和必要工具。

医学实验室检验技术人员的日常工作就是应用各种检验仪器,对标本进行检测和分析,并对仪器进行维护和保养。如果不深入了解检验仪器的基本原理、构造和使用方法,掌握基本的仪器保养、维护技能,就不能成为一名合格的实验室工作者。因此,对医学检验及相关专业的学生开设医学检验仪器学及其配套的实验课程,是十分必要的。医学检验专业学生通过医学检验仪器学课程的系统学习,掌握各种常用检验仪器的工作原理、分类结构、技术指标、使用方法、常见故障的排除并关注其发展趋势及特点,为他们更好地从事临床检验工作打下坚实的基础。

本实验教材作为《医学检验仪器学》的辅导教材,编写中体现"工学结合"的理念,突出"典型、创新、实用、规范"的特点,紧密结合临床检验仪器现状、国家与行业规范,精选具有临床实用价值、可操作性强、具有代表性的实验项目。本书重点介绍与基本检验设备(显微镜、离心机、微量加样器)、血液检验仪器、尿液检验仪器、生化检验仪器和免疫学检验仪器等仪器的操作、维护、性能评价有关的常用实验。每个实验从实验目的、实验器材、实验原理、仪器描述、实验步骤、数据记录与处理、注意事项等方面作了详细阐述,以便学生掌握临床检验仪器的使用方法和各项基本实验技能。

本教材主要供高等医药院校医学检验等专业学生使用,也适合作为临床实验室技术人员的参考用书。

由于临床检验仪器种类繁多且发展迅速,行业标准不断规范,同时编者水平有限,本实验教材难免存在疏漏与不足,敬请各位专家、读者批评指正。

胡志坚　宫心鹏

目录

MULU

实验 1　显微镜的结构与使用	/1
实验 2　离心机的结构与常见故障排除	/6
实验 3　微量加样器的使用与校准	/10
实验 4　血细胞分析仪的结构与常见故障排除	/17
实验 5　血细胞分析仪的校准	/22
实验 6　血细胞分析仪检测结果的比对	/26
实验 7　光电型血细胞分析仪模拟实验	/29
实验 8　尿液分析仪的使用与校准	/32
实验 9　尿液分析仪试剂带的结构与应用评价	/36
实验 10　自动生化分析仪的参数设置	/42
实验 11　自动生化分析仪的性能评价	/46
实验 12　自动生化分析仪的波长验证	/50
实验 13　电解质分析仪的常见故障及排除	/52
实验 14　标本中常见干扰物质对电解质分析仪测定的影响及排除	/56
实验 15　化学发光免疫分析仪的使用与常见故障的排除	/60
实验 16　琼脂糖凝胶电泳仪的使用与调校	/64
实验 17　高效液相色谱仪主要性能指标的测定	/68
实验 18　糖化血红蛋白仪的使用与评价	/72
实验 19　酶标仪通道差、孔间差的测试	/76
实验 20　流式细胞仪的使用与常见故障的排除	/79
实验 21　荧光定量 PCR 仪的光路校准	/83
参考文献	/87

实验 1　显微镜的结构与使用

实验目的

（1）熟悉光学显微镜的基本原理、显微镜各部分构造和作用。
（2）掌握显微镜的正确使用方法和保养措施。
（3）学会生物绘图的基本技巧。

实验器材

光学显微镜、血细胞标本或者切片标本。

实验原理

光学显微镜（optical microscope）是利用光学原理，把肉眼不能分辨的微小物体放大成像，以供人们提取物质微细结构信息的光学仪器。显微镜是由两组会聚透镜组成的光学折射成像系统。焦距较短，靠近观察物、成实像的透镜组称为物镜（object lens），而焦距较长，靠近眼睛、成虚像的透镜组称为目镜（ocular lens）。为了充分利用物镜的放大倍数，利用调焦系统将被观察物体调节到物镜的前焦点附近，物体通过物镜放大后成倒立的实像，此实像再被目镜二次放大，得到最大放大效果的倒立的虚像，位于人眼的明视距离（25 cm）处。显微镜总放大倍数是物镜放大倍数与目镜放大倍数的乘积，一般通过物镜转换器可以获得观察需要的物镜，以此来调节显微镜的总放大倍数。

仪器描述

普通光学显微镜由光学部分和机械部分两个部分构成。由于在可见光范围内工作，并且受数值孔径（NA）的限制，显微镜的放大率和 NA 成正比，分辨率和 NA 成反比。由于人眼的分辨极限在 $1'\sim 2'$ 的范围，所以一般把显微镜的总放大倍数取在 500～1000 NA 之间，称为有效放大倍数，超过此范围的放大倍数为无效放大倍数。放大倍数与视野大小、景深、工作距离成反比，增加会带来调焦、选择观测对象等方面的困难。只有合理地调节各个性能参数才能获得最佳的观测效果。显微镜基本结构如图 1-1 所示。

（一）光学部分

物镜：装在物镜转换器上，在成像中起重要作用，一般常用的物镜为 $4\times$、$10\times$、$40\times$ 和 $100\times$（油镜）。物镜的性能最为关键，它直接影响着显微镜的分辨率。而在普通光学显微镜配置的几种物镜中，油镜的放大倍数最大。与其他物镜相比，油镜的使用比较特殊，需在载玻片和镜头之间滴加镜油，这样可以增加照明亮度和提高显微镜的分辨率。

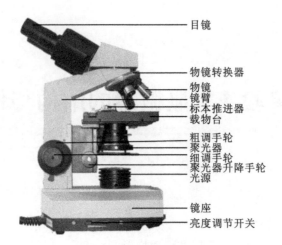

图 1-1 光学显微镜结构图

目镜：装在镜筒上端，将物镜中的放大实像再放大一次，并将物像映入观察者眼中，常用的放大倍数有 10×、16× 和 20× 等。目镜与物镜应该配套使用。

照明装置：不管是利用自然光源还是电光源，都应该以给观察物体提供充分的反差和均匀、适当的照度为原则。

聚光器：包括聚光镜和光圈两个部分。聚光器装于载物台下方。聚光镜的一侧有调节轮，可以升降，可按需要调节亮度。光圈可开大或缩小，以调节进入镜头的光线，适当大小的光圈可使物像更加清晰。

（二）机械部分

镜座：为显微镜基部，用以固定镜身。

载物台：放置标本的平台，其中央有一通光孔，两旁有夹片夹和标本推进器。在推进器的纵、横坐标上分别标有刻度，便于确定某一结构的方位。

物镜转换器：位于镜筒下方，在转换不同倍数的物镜时使用。安装物镜时应该按照顺时针的方向、放大倍数由低到高安装。

粗调手轮：旋转时，以较快速度升降载物台，距离较大，可调节范围一般要求在 3 cm 以上。

细调手轮：慢速移动载物台，调节幅度小。旋转一周，可使镜头上升或下降 0.1 mm。

镜臂：供握持显微镜用。

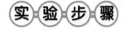

1. 取镜安放

取镜：右手握住镜臂，左手平托镜座，保持镜体直立（严禁用单手提显微镜行走）。

安放：放置在桌边时动作要轻。一般应在身体的前面，略偏左，镜筒向前，镜臂向后，距桌边 7~10 cm 处，以便观察和防止掉落。不论使用单目显微镜或双目显微镜均应双眼同时睁开观察，以减少眼睛疲劳，也便于边观察边绘图或记录。

光源调节：安装在镜座内的光源灯可通过调节电压以获得适当的照明亮度，如果使用反光镜采集自然光或灯光作为照明光源，应根据光源的强度及所用物镜的放大倍数选用凹面或凸面反光镜并调节其角度,使视野内的光线均匀,亮度适宜。

双目调节:根据使用者的个人情况,调节双目显微镜的目镜,双目显微镜的目镜间距可以适当调节,而左目镜上一般还配有屈光度调节环,可以适应眼距不同或两眼视力有差异的不同观察者。

聚光器数值孔径值的调节:调节聚光器虹彩光圈值与物镜的数值孔径值相符或略低。有些显微镜的聚光器只标有最大数值孔径,而没有具体的光圈数刻度。使用这种显微镜时可在样品聚焦后取下一目镜,从镜筒中一边看视野,一边缩光圈,调节光圈的边缘与物镜边缘黑圈相切或略小于其边缘。因为各物镜的数值孔径值不同,所以每转换一次物镜都应该进行这种调节。

在聚光器的数值孔径确定后,若需要改变光照强度,可通过升降聚光器或改变光源的亮度来实现,原则上不应再通过光圈的调节。当然,有关虹彩光圈、聚光器高度和照明光源强度的使用原则也不是固定不变的,只要能获得良好的观察效果,有时也可根据不同的情况灵活运用,不一定拘泥不变。

2. 观察标本

打开电源开关,夹入切片。在目镜保持不变的情况下,使用不同放大倍数的物镜所能达到的分辨率及放大率都是不同的。一般情况下,进行显微观察时应遵从由低倍镜到高倍镜再到油镜的观察程序,因为低倍数物镜视野相对大,易发现目标及确定检查的位置。同时由于同一套物镜满足齐焦的要求,大大方便了显微镜的使用。

1) 低倍镜使用方法

① 将切片标本置于载物台上,使切片内的标本对准载物台中央小孔。

② 旋转粗调手轮,以便能在目镜中观察到模糊的图像。

③ 旋转细调手轮,直至能观察到清晰的图像为止。

2) 高倍镜使用方法

① 依前法先用低倍镜将焦点调准,使物像清晰。

② 将被检切片的某一部分移至低倍镜视野中央。

③ 直接调转高倍物镜,稍微将细调手轮上下旋动,至显出清晰的物像为止。

3) 油镜使用方法

① 用油镜前,先将聚光器上升到顶,光圈放大,使亮度达到最强。

② 将需要详细观察的部分移到视野中心,用夹片夹固定。

③ 在高倍镜下观察清楚后,将高倍镜移开,滴加一滴香柏油于切片被检部位。

④ 转换油镜头,使镜头与被检物间充满香柏油,然后转动细调手轮,直到物像清晰为止,此时切勿使用粗调手轮,以免压碎切片,损伤镜头。

⑤ 用完油镜后,必须将镜头和切片上的香柏油用擦镜纸擦去,并用沾有乙醚-酒精(7∶3)的擦镜纸擦拭镜头及切片,以免污染镜头,影响以后观察。

4) 生物绘图

在上述3步中当调焦清晰以后,用铅笔连贯绘出所观察到的图形,形态结构要准确,比例要正确,要求有真实感、立体感,精美而美观,不得有科学性错误。图面力求整洁,铅笔要保持尖锐,尽量少用橡皮擦。

用正楷标注图上各部分名称,图注线用直尺画出,间隔要均匀,且一般多向右边引出,图注部分接近时可用折线,但图注线之间不能交叉,图注要尽量排列整齐。在图下面写上所绘图的名称。

3. 使用后的整理

(1) 关掉电源。

(2) 将物镜转至最低倍数。

(3) 取下切片。

(4) 罩上防尘罩。

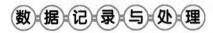

分别绘出选定对象在低倍镜、高倍镜和油镜下观察到的形态,在表 1-1 中记录三种情况下观察对象在视野中的变化,同时注明物镜放大倍数和总放大倍数。

表 1-1　观察对象在视野中的变化情况记录表

观察对象编号	物镜放大倍数	目镜放大倍数	总放大倍数	镜像大小	视野大小	与背景反差	镜像亮度	镜像清晰度
1								
2								
3								
4								
5								
⋮								

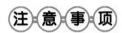

(1) 取放显微镜时动作一定要轻,切忌震动和暴力,否则会造成光轴偏斜而影响观察,而且光学玻璃也容易被损坏。

(2) 由于物镜的螺丝口容易损伤,安装物镜时要特别小心,即先向左方倒转一小段,凹凸双方吻合后再向右方旋转,不要转得太紧,轻轻捻到头,再稍紧即可。

(3) 镜检标本应严格按照操作程序进行,观察时要从低倍镜开始,看清标本后再转用高倍镜、油镜。

(4) 使用油镜时一定要在盖玻片上滴油后才能使用。油镜使用完后,应立即将镜头、盖玻片上的油擦干净,否则干后不易擦去,以致损伤镜头和标本。但应注意二甲苯用量不可过多,否则会导致物镜中的树胶溶解,透镜歪斜甚至脱落,盖玻片移动甚至连同标本一起溶掉。

(5) 使用时不可用手摸光学玻璃部分,如需擦拭应严格按照光学部件擦拭办法。

(6) 使用的盖玻片和载玻片不能过厚或过薄。标准的盖玻片厚度为(0.17±0.02) mm,标准的载玻片厚度为(1.1±0.04) mm。过厚或过薄将会影响显微镜成像及观察。

思 考 题

（1）用油镜观察时应注意哪些问题？在载玻片和镜头之间滴加什么油？起什么作用？

（2）移动推尺，标本往右移动，镜像会往什么方向移动，为什么？

（3）试列表比较低倍镜、高倍镜及油镜各方面的差异。为什么在使用高倍镜及油镜时应特别注意避免粗调手轮的误操作？

（4）影响显微镜分辨率的因素有哪些？

（5）生物绘图应该注意什么？

（6）根据实验体会，谈谈应如何根据所观察对象大小选择不同的物镜进行有效的观察。

（向　华）

实验 2　离心机的结构与常见故障排除

实验目的

(1) 了解普通离心机的基本结构与工作原理。
(2) 掌握普通离心机的使用及维护。
(3) 熟悉离心机常见的故障以及排除方法。

实验器材

普通台式低速离心机、万用电表、20～40 W 电烙铁、常用修理工具 1 套。

实验原理

当含有细小颗粒的悬浮液静置不动时,由于重力场的作用使得悬浮的颗粒逐渐下沉。粒子越重,下沉越快;反之,密度比液体小的粒子就会上浮。粒子在重力场作用下移动的速度与粒子的大小、形态和密度有关,并且与重力场的强度及液体的黏度有关。离心就是利用离心机转子高速旋转产生的强大的离心力,加快液体中颗粒的沉降速度,把样品中不同沉降系数和密度的物质分离开来。

仪器描述

普通离心机通常由电动机、转盘(转头)、调速器、定时器、离心套管与底座等组成。其结构见图 2-1。

实验步骤

(一) 离心机的使用

(1) 电动离心机转动速度快,要注意安全,特别要防止在离心机运转期间,因不平衡或试管垫老化,而使离心机边工作边移动,以致从实验台上掉下来,或因盖子未盖,离心管因振动而破裂后,玻璃碎片旋转飞出,造成事故。因此使用离心机时,必须注意以下操作。

① 离心机套管底部要垫棉花或试管垫。
② 电动离心机如有噪声或机身振动时,应立即切断电源,即时排除故障。
③ 离心管必须对称放入套管中,防止机身振动,若只有一支样品管,另外一支要用等质量的水代替。

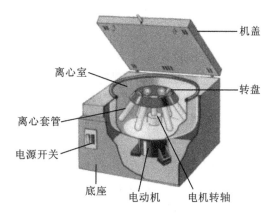

图 2-1　普通离心机示意图

④ 启动离心机时,应盖上离心机顶盖后,再慢慢启动。

⑤ 分离结束后,先关闭离心机,在离心机停止转动后,方可打开离心机盖,取出样品,不可用外力强制其停止运动。

⑥ 离心时间一般为 3~10 min,在此期间,实验者不得离开去做别的事情。

(2) 转速调试:多抽头变阻器式调速器,由低速逐挡调至最高挡时,观察转速的变化。磁盘可变电阻器式调速器,按转速窗口"△"键,调试至所需转速,显示窗口数字由小到大,最高为 4000 r/min,调试完毕,数码管闪烁三次,自动储存。

(3) 时间调试:按"△"键,显示窗口数字由小到大,最高为 99 min,按"▽"键,数字由大到小,调试所需时间后,数码管闪烁三次,自动储存。

(4) 按启动键后指示灯亮,离心机开始运转,窗口显示转速;时间窗口开始显示倒计时,1~2 min 转速升至设置的转速,仪器运转过程中,按"RCF"键显示相对离心力,转速转换显示相对离心力,10 s 后恢复显示转速。

(5) 离心完毕指示灯亮,转速停止可发出提示音,按"开门"键后发出"砰"声门盖打开,取出离心试管。被离心的物质形成上清液和管底的沉淀物。

(6) 临床检测应用(尿沉渣显微镜检查)。

① 取两支 12 mL 的塑料离心管,两管分别加入水、尿液各 10 mL,并做好标记。

② 将两支离心管对称地放入转盘的套管内。

③ 调试转速至 1500 r/min,设置离心时间为 5 min。

④ 按启动键离心机开始运转,转速窗口显示转速,时间窗口开始显示倒计时,按相应键(RCF)可显示相对离心力(400g 左右)。

⑤ 离心完毕指示灯亮,打开门盖取出离心管,被离心的尿液形成上清液和管底的沉淀物。

⑥ 倾去上清液,保留管底沉淀物 0.2 mL,轻轻摇动离心管,使尿液沉渣充分混匀。然后取尿沉渣 20 μL 滴入尿沉渣计数板内,先用低倍镜观察全片,再用高倍镜(10×40)仔细观察,细胞检查用 10 个高倍视野(HP),管型检查用 20 个低倍视野(LP)。

(二) 普通离心机的结构

使用常用修理工具将离心机由外向内拆解出各部件,逐一了解离心机的主要构件。

(1) 首先将离心套管从转盘上取出来,观察各个套管内是否有沉积物、异物,如有应将之清理干净。
(2) 用工具松开转盘上的固定螺帽,将转盘从转轴上卸下。
(3) 用工具拆掉离心机外壳和机盖,暴露出调速器、定时器、转轴以及电动机。
(4) 了解多抽头变阻器式调速器或磁盘可变电阻器式调速器的构造及变速原理。
(5) 取下炭刷,了解其功能,掌握更换炭刷的方法。
(6) 了解串激式电动机的定子、转子以及定子铁芯、磁场绕组、转子绕组和整流子的构造,熟悉电动机的工作原理,见图2-2。

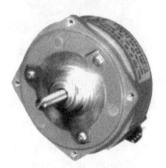

图 2-2 电动机示意图

(7) 最后将各部件由内往外组装起来,使离心机复原。

(三) 离心机使用中的常见故障及排除

离心过程若发现异常情况应立即拔下电源插头,然后进行检查。如听到碎玻璃渣声响或异物滚动声,可能是试管被打碎或试管盖脱落所致,必须停机后将之清除。若整个离心机座转动起来,则是严重不平衡所致,必须关机后重新配平。

1. 电机不能启动的可能原因及排除方法

(1) 主电源指示灯不亮时,检查指示灯保险丝及室内配电板保险丝是否熔断,同时检查电源线是否接触良好,如保险丝熔断则应更换保险丝并保持电路畅通。
(2) 主电源指示灯亮时,应检查炭刷磨损程度,如炭刷磨损超过总量的三分之一,应及时更换新的炭刷。
(3) 轴承损坏或转动受阻,轴承内缺油或轴承内有污垢较多而引起摩擦阻力增大,电机达不到额定转速,应及时清洗或更换轴承。
(4) 整流子表面有一层氧化物,甚至烧成凹凸不平或电刷与整流子外缘不吻合也可使转速下降,应清理整流子及电刷,使其接触良好。
(5) 如转子线圈中短路或断路,可用万用表检查,重新绕制线圈。转子在使用时可因金属疲劳、超速、过应力、化学腐蚀、选择不当、使用中转头不平衡及温度失控等原因而导致离心管破裂,样品渗漏,转子损坏。

2. 离心机转速不稳定的可能原因及排除方法

(1) 离心机整流器与电刷接触不良。切断离心机电源,检查离心机整流器及电刷磨损情况,如电刷已损坏,应及时更换。如电刷磨损较轻,应检查电刷、弹簧的压力,弹性弱的弹簧必须更换。

(2) 调速开关电位器损坏。重点检查调速电路部分的调速电位器,把电路板拆下,测量电位器电阻值,测量中间连接点与两边连接点的电阻值变化情况,有无短路,炭膜是否被烧坏,如有需要更换新品。

对于以上情况,要求操作者熟练掌握操作程序,正确选用合适的离心管和离心转子,注意严格控制每一步操作程序,尽量减少人为的和不必要的损伤,在转子的安全系数及保证期内使用。另外,要注意离心机的保养和"四防"。离心机使用完毕,要及时清除离心机内水滴、污物及碎玻璃渣,擦净离心腔、转轴、套筒及机座。经常做好离心机的防潮、防过冷、防过热、防腐蚀药品污染,延长离心机的使用寿命。

注意事项

(1) 每种离心机的使用方法均不一致,一定要按照仪器说明书操作,普通离心机要注意相对离心管的重量平衡,使用完毕之后注意把离心机的盖子打开,散出水汽。
(2) 凡经切断电源修理过的离心机,验收时要特别注意离心机转向。
(3) 离心机运转时严格禁止将机盖打开,更不可使任何物品进入转鼓内,以免伤人。
(4) 工作结束后应及时做好设备清洁卫生,保持设备整洁和周边环境清洁。
(5) 设备一旦发生异常运转,立即停机检查。

思考题

(1) 普通离心机的主要结构包括哪几个部分?
(2) 离心机达不到额定转速有哪些原因?如何排除?

(宫心鹏)

实验 3 微量加样器的使用与校准

实 验 目 的

(1) 掌握微量加样器的操作原理和正确使用方法。
(2) 掌握微量加样器的水称重校准法。
(3) 熟悉微量加样器的维护保养与使用注意事项。

实 验 器 材

不同规格的微量加样器(容量范围 1~1000 μL);微量加样器配套吸液嘴;精度为 0.00001 g 的精密分析天平;小烧杯(5 mL、10 mL);试管及试管架;双蒸水;温度计(灵敏度 0.1 ℃);带统计功能的计算器等。

实 验 原 理

微量加样是根据"虎克定律"设计的,即在一定限度内弹簧伸展的长度与弹力成正比,其吸液体积与加样器内的弹簧伸展长度成正比。微量加样器的吸样量以 mL 为基本单位。为保证微量加样器加样的准确性,除掌握正确的使用方法外,还必须对其进行定期校准,通过校准实验结果来判断所检定加样器的准确性是否符合要求。校准的常用方法有高铁氰化钾法、水称重校准法、水银称重法等,前两种方法准确性较差,后一种虽优于前两种,但操作麻烦,且水银易蒸发,对人体有害。我国国家计量部门对微量加样器校准推荐采用水称重校准法。

仪 器 描 述

微量加样器的主要部件包括按钮、套筒、弹射器、吸液嘴、连接螺帽等(见图 3-1)。微量加样器按其工作原理分为空气垫加样器和活塞正移动加样器两类,按临床习惯又分为单通道加样器、多通道加样器、电子加样器和分配器等。空气垫加样器又称为活塞冲程加样器,空气垫的作用是将吸于塑料吸液嘴内的液体样本与活塞分隔开,空气垫通过加样器活塞的弹簧运动而移动,进而带动吸液嘴中的样本移动。加样体积一般在 1 μL~10 mL 之间。微量加样器适合于血清、血浆等普通样本的加样,在临床上最常使用。活塞正移动加样器的吸液嘴与空气垫加样器吸液嘴有所不同,其内含一个可与加样器耦合的活塞,这种吸液嘴一般由生产厂家配套生产,不能使用普通的吸液嘴或不同厂家的吸液嘴。微量加样器适用于具有高挥发性、高黏度以及密度大于 2.0 g/cm³ 的液体或聚合酶链反应(PCR)。为防止气溶胶的产生,最好使用活塞正移动加样器。

实验 3 | 微量加样器的使用与校准

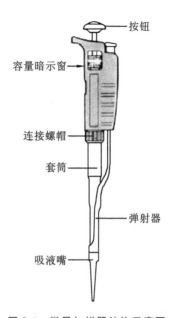

图 3-1　微量加样器结构示意图

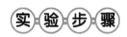

（一）微量加样器的使用

（1）选择一支量程合适的加样器：加样器只能在特定量程范围内准确移取液体，如超出量程范围，会损坏加样器并导致计量不准。

（2）设定容量值：有些加样器通过旋转按钮设置容量，有些则通过刻度显示。

（3）选择合适的吸液嘴装在加样器套筒上，稍加扭转压紧，使吸液嘴套紧。

（4）吸液：手握移液器，大拇指按下按钮至第一停点，将加样器垂直浸入液体（吸液嘴浸入液体的深度要求见表 3-1），然后缓慢平稳地松开拇指，慢慢吸入液体。停留 1 s，然后将吸液嘴提离液面。用吸纸抹去吸液嘴外面可能黏附的液滴。小心勿触及吸液嘴口。

表 3-1　不同型号加样器吸液嘴浸入液体的深度

加样器的型号	浸入液体深度
P2 和 P10	≤1 mm
P20 和 P100	2～3 mm
P200 和 P1000	2～4 mm
P5000	3～6 mm
P10	5～7 mm

（5）放液：将吸液嘴口贴紧容器内壁并保持 10°～40°倾斜，平稳地把按钮压到第一停点，停 1～2 s 后，继续按压到第二停点，排出残余液体。松开按钮，同时提起加样器。

（6）按吸液嘴弹射器更换吸液嘴（改用不同样本液体时必须更换吸液嘴）。

(二) 微量加样器的校准

1. 校准前的准备

所选用的吸液嘴应与待校准的加样器配套。在加样器的吸引杆的下端,轻轻转动吸液嘴以保证加样器的密封性。并在完成几次吸液、排液过程中应没有挂水现象。多通道加样器的每支吸液嘴均应在校准检定前确认安装是否牢固。必要时进行气密性检测,方法是微量加样器吸满液体后,手持垂直放置 15 s,检查吸液嘴的尖头有无漏液,如有则说明漏气。

2. 水称重校准法校准

(1) 操作室要求:独立房间,显示温度和湿度的状态;温度控制在 15～30 ℃,误差在 (±0.5) ℃;湿度控制在 60%～90%;工作台面应该防震、防尘、远离热源、无阳光直射。

(2) 天平:精度为 0.00001 g 的精密分析天平(小数点后 5 位),每年需进行校准。

(3) 测试介质:双蒸水,每 4 小时更换一次,每批次更换周期不大于 2 周。

(4) 选定校准体积。

① 拟校准体积。

② 加样器标定体积的中间体积。

③ 最小可调体积(不小于拟校准体积的 10%)。

(5) 校准步骤。

① 将加样器调至拟校准体积,选择合适的吸液嘴。

② 将称量杯放入电子天平中,待天平显示稳定后,按下清零键使电子天平复零。

③ 垂直握住加样器,使吸液嘴进入液面下 2～3 mm 处,缓慢(1～2 s)地吸取蒸馏水。

④ 使吸液嘴离开液面,靠于管壁,擦干吸液嘴外部的液体(此时不能碰到流液口,以免吸液嘴内的液体被带走)。

⑤ 将加样器以 45°角放入称量烧杯中,缓慢地将加样器压至第一挡,等 1～2 s 再压至第二挡,使吸液嘴内液体完全排出。

⑥ 将称量杯放入天平秤盘上,记录此时天平显示出的示值,同时测量并记录此时容器内蒸馏水的温度。

⑦ 重复②~⑥步骤,再称量 6 次。

⑧ 取 6 次测定的质量的平均值作为最后加样器吸取蒸馏水的质量。

(6) 数据处理。

① 实际容量计算:将上述各种模式下所测得的质量值(m)、该温度时的 $K(t)$ 值(表 3-2),按式(3-1)求得被检定微量加样器在标准温度(20 ℃)时的实际容量值。

$$V_{20} = mK(t) \tag{3-1}$$

② 容量相对误差计算:

$$E = \frac{V - \overline{V}}{V} \times 100\% \tag{3-2}$$

式中:V 为标称容量(μL);$\overline{V}$ 为 6 次测量的算术平均值(μL)。

③ 容量重复性计算:

$$S = \frac{1}{\overline{V}} \sqrt{\frac{\sum_{i=1}^{n}(V_i - \overline{V})}{n-1}} \times 100\% \tag{3-3}$$

式中：S 为重复性；n 为校准次数；V_i 为单次测量值；$\overline{V}$ 为 6 次测量的算术平均值。

表 3-2　不同温度时的 $K(t)$ 值（β 取 0.00045）

水温/(℃)	$K(t)$/(cm³/g)	水温/(℃)	$K(t)$/(cm³/g)	水温/(℃)	$K(t)$/(cm³/g)
15.0	1.004213	18.4	1.003261	21.8	1.002436
15.1	1.004183	18.5	1.003235	21.9	1.002414
15.2	1.004153	18.6	1.003209	22.0	1.002391
15.3	1.004123	18.7	1.003184	22.1	1.002369
15.4	1.004094	18.8	1.003158	22.2	1.002347
15.5	1.004064	18.9	1.003132	22.3	1.002325
15.6	1.004035	19.0	1.003107	22.4	1.002303
15.7	1.004006	19.1	1.003082	22.5	1.002281
15.8	1.003977	19.2	1.003056	22.6	1.002259
15.9	1.003948	19.3	1.003031	22.7	1.002238
16.0	1.003919	19.4	1.003006	22.8	1.002216
16.1	1.003890	19.5	1.002981	22.9	1.002195
16.2	1.003862	19.6	1.002956	23.0	1.002173
16.3	1.003833	19.7	1.002931	23.1	1.002152
16.4	1.003805	19.8	1.002907	23.2	1.002131
16.5	1.003777	19.9	1.002882	23.3	1.002110
16.6	1.003749	20.0	1.002858	23.4	1.002089
16.7	1.003721	20.1	1.002834	23.5	1.002068
16.8	1.003693	20.2	1.002809	23.6	1.002047
16.9	1.003665	20.3	1.002785	23.7	1.002026
17.0	1.003637	20.4	1.002761	23.8	1.002006
17.1	1.003610	20.5	1.002737	23.9	1.001985
17.2	1.003582	20.6	1.002714	24.0	1.001965
17.3	1.003555	20.7	1.002690	24.1	1.001945
17.4	1.003528	20.8	1.002666	24.2	1.001924
17.5	1.003501	20.9	1.002643	24.3	1.001904
17.6	1.003474	21.0	1.002619	24.4	1.001884
17.7	1.003447	21.1	1.002596	24.5	1.001864
17.8	1.003420	21.2	1.002573	24.6	1.001845
17.9	1.003393	21.3	1.002550	24.7	1.001825
18.0	1.003367	21.4	1.002527	24.8	1.001805
18.1	1.003340	21.5	1.002504	24.9	1.001786
18.2	1.003314	21.6	1.002481	25.0	1.001766
18.3	1.003288	21.7	1.001459		

(7) 校准结果。

检定点容量相对误差和重复性结果低于表 3-3 对应数值，即表示被检定微量加样器满足质量要求。如果检定点容量相对误差和重复性超出允许误差范围，则被检定加样器应按校准结果进行调校。

表 3-3　移液器在标准温度 20 ℃时，其容量允许误差和重复性要求

标称容量/μL	检定点/μL	容量允许误差	测量重复性	标称容量/μL	检定点/μL	容量允许误差	测量重复性
1	0.1	±20.0%	≤10.0%	100	10	±8.0%	≤4.0%
1	0.5	±20.0%	≤10.0%	100	50	±3.0%	≤1.5%
1	1	±12.0%	≤6.0%	100	100	±2.0%	≤1.0%
2	0.2	±20.0%	≤10.0%	200	20	±4.0%	≤2.0%
2	1	±12.0%	≤6.0%	200	100	±2.0%	≤1.0%
2	2	±12.0%	≤6.0%	200	200	±1.5%	≤1.0%
5	0.5	±20.0%	≤10.0%	250	25	±4.0%	≤2.0%
5	1	±12.0%	≤6.0%	250	125	±2.0%	≤1.0%
5	5	±8.0%	≤4.0%	250	250	±1.5%	≤1.0%
10	1	±12.0%	≤6.0%	300	50	±3.0%	≤1.5%
10	5	±8.0%	≤4.0%	300	150	±2.0%	≤1.0%
10	10	±8.0%	≤4.0%	300	300	±1.5%	≤1.0%
20	2	±12.0%	≤6.0%	1000	100	±2.0%	≤1.0%
20	10	±8.0%	≤4.0%	1000	500	±1.0%	≤0.5%
20	20	±4.0%	≤2.0%	1000	1000	±1.0%	≤0.5%
25	2	±12.0%	≤6.0%	5000	500	±1.0%	≤0.5%
25	10	±8.0%	≤4.0%	5000	2500	±0.5%	≤0.2%
25	25	±4.0%	≤2.0%	5000	5000	±0.6%	≤0.2%
40	5	±8.0%	≤4.0%	10000	1000	±1.0%	≤0.5%
40	20	±4.0%	≤2.0%	10000	5000	±0.6%	≤0.2%
40	40	±3.0%	≤1.5%	10000	10000	±0.6%	≤0.2%
50	5	±8.0%	≤4.0%				
50	25	±4.0%	≤2.0%				
50	50	±3.0%	≤1.5%				

(三) 微量加样器的维护保养

(1) 微量加样器内、外部清洁。

① 外壳的清洁：使用肥皂液、洗洁精或 60% 的异丙醇来擦洗，然后用双蒸水淋洗，晾干即可。

② 内部的清洗：需要先将移液器下半部分拆卸开来（具体方法可参照说明书），拆卸下

来的部件可以用上述溶液来清洁,用双蒸水冲洗干净,晾干,然后在活塞表面用棉签涂上一层薄薄的硅酮油脂(起润滑作用)。

(2) 微量加样器的消毒灭菌处理。

① 高温高压灭菌处理:用灭菌袋、锡纸或牛皮纸等材料包装灭菌部件,在 121 ℃、100 kPa条件下,灭菌 20 min,完毕后,在室温下完全晾干后,将活塞上油,再组装。

② 紫外线照射灭菌:整支移液器和其零部件可暴露于紫外线下,进行表面消毒。

(3) 微量加样器每日用完后,应旋转到最大刻度,使弹簧恢复原型,这样有助于保持弹簧弹性。

(4) 加样器不用时,应以直立的方式保存于加样器架上,从而避免加样器平放于抽屉中时鼻尖部或活塞被折弯。

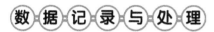

请将本实验相关数据记入表 3-4 中。

表 3-4 微量加样器校准实验结果记录表

移液器规格:　　　　　　测定温度:　　　　℃

检定点/μL	序次	1	2	3	4	5	6	平均值	重复性/(%)	误差
	称量值(m)									
	容量/μL									
	称量值(m)									
	容量/μL									
	称量值(m)									
	容量/μL									

校准结果判断:

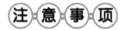

(1) 调节移液体积时,若要从大体积调为小体积,则按照正常的调节方法,逆时针旋转旋钮即可,如果要从小体积调为大体积时,则可先顺时针旋转刻度旋钮至超过设定体积,再回调至设定体积,这样可以保证量取的最高精确度;在该过程中,千万不要将旋钮旋出量程,否则会卡住内部装置而损坏加样器。

(2) 装配吸液嘴:正确的操作是将移液端垂直插入吸液嘴,左右微微转动,上紧即可,不可用加样器反复撞击吸液嘴来上紧,这样会导致加样器的内部配件(如弹簧)因敲击产生的瞬时撞击力而变得松散,甚至会导致刻度调节旋钮被卡住,严重情况下会将套筒折断。

(3) 操作时要慢且稳,吸液嘴浸入液体深度要合适,吸液过程尽量保持不变。

(4) 改吸不同液体、样品或试剂前要换新的吸液嘴;发现吸液嘴内有残液时必须更换。

(5) 使用了酸性或有腐蚀性的蒸气的溶液后,最好拆下套筒,用蒸馏水清洗活塞及密封圈。

(6) 量程不大于 1 μL 的加样器建议送有校准资质的计量单位校准;量程大于 1 μL 的

加样器可在实验室内用水称重校准法检测。

思 考 题

（1）简述微量加样器的类型与特点。
（2）简述微量加样器的正确操作要点。
（3）简述微量加样器的校准方法。
（4）简述微量加样器使用过程中的注意事项。

（胡志坚）

实验 4　血细胞分析仪的结构与常见故障排除

实验目的

(1) 熟悉电阻抗型血细胞分析仪的基本结构。
(2) 掌握血细胞分析仪检测器小孔管的拆装方法及小孔管和内部电极的清理方法。
(3) 掌握血细胞分析仪的维护和保养。

实验器材

电阻抗型血细胞分析仪1台、血细胞分析仪稀释液、过滤或离心的10%次氯酸钠溶液、中性洗涤液、重蒸馏水、尼龙丝、丝绸布条、不起毛纸巾、洗瓶、洗耳球、小孔管专用毛刷、样品杯、250 mL烧杯、带头皮针(拔去针头)的20 mL一次性注射器1个等。

实验原理

电阻抗法血细胞计数的原理是利用血细胞通过微孔时瞬间的电阻变化产生脉冲电流而计数。白细胞、红细胞的稀释标本在一个负压的控制下,分别通过各自的计数微孔,流入各自通道,引起电阻值瞬间增大,产生一个电压脉冲信号,然后通过两个光电传感器,将细胞信号甄别、放大、计数。其原理示意如图4-1所示。

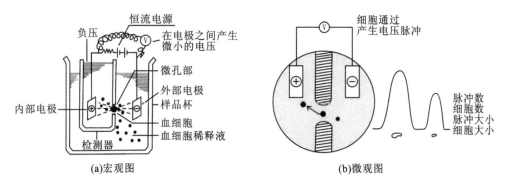

图 4-1　电阻抗型血细胞分析仪检测原理示意图

仪器描述

血细胞分析仪(blood cell analyzer,BCA)是临床检验中最常用的分析仪器之一。其主要功能是对血液中不同的细胞进行计数和分类计数、血红蛋白含量测定等,并根据检测数据计算出相应细胞的形态参数,从而实现对一定体积全血内血细胞异质性的分析。

血细胞分析仪按检测原理分为电容型、光电型、激光型、电阻抗型、联合检测型、干式离心分层型等多种。电阻抗型血细胞分析仪是国内数量最多、临床实验室最常用的仪器。该仪器主要由机械系统、电学系统、血细胞检测系统、血红蛋白测定系统、计算机和键盘控制系统以不同形式组合而构成。其中血细胞检测系统主要由检测器、放大器、甄别器、阈值调节器、检测计数系统和自动补偿装置组成。

检测器是电阻抗型血细胞分析仪的核心部件,由小孔管(个别仪器为微孔板片)、内外部电极等组成(见图4-2)。仪器配有两个小孔管,一个小孔管的微孔直径约为 $80~\mu m$,用来测定红细胞和血小板;另一个小孔管微孔直径约为 $100~\mu m$,用来测定白细胞总数及分类计数。外部电极上安装有热敏电阻,用来监视补偿稀释液的温度,温度高时会使其导电性增加,从而发出的脉冲信号较小。

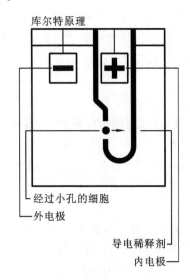

图 4-2 电阻抗型血细胞分析仪检测器结构示意图

小孔管是测量红、白细胞的换能装置,既精密、贵重,又是故障多发部件,其小孔是决定血细胞测量结果的关键,但是由于蛋白质分子带负电荷和内部电极带正电荷的原因,血液中的蛋白质极易黏附、沉积在内部电极上而影响仪器检测的精确性,时间长也极易黏附、沉积在小孔管内壁上。因此,定期对内部电极和小孔管进行清理,可保证仪器检测系统有良好的精确度。

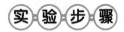

(一) 小孔管和内部电极的清理

当血细胞分析仪发生堵孔后,首先采用仪器自身的冲洗程序来排除,如果堵塞严重不能冲洗干净,则需要卸下检测器,按如下步骤操作。

1. 准备工作

所有疏通用的器材需用中性洗涤液清洗,使用前先用新鲜重蒸馏水冲洗3次,以免清理时将不洁物带入小孔管。

2. 拆卸小孔管

在仪器通电、维持一定负压的情况下，拔掉给水管和清洗管，连续按给水键和清洗键将管道中水排空，然后关闭电源，拆下仪器面板，使小孔管暴露。谨慎松开安装杯，小心取下红细胞（RBC）和白细胞（WBC）小孔管。此步操作一定要小心，避免损坏微孔或内部的电极。

3. 小孔管的清洗

用仪器厂家提供的专用工具和清洗液进行清洗，对较大的污物可用尼龙丝或不损伤小孔的软头发丝进行疏通；如无效，可在检测器内装入蒸馏水后用洗耳球或注射器从其顶端轻轻加压，使水从小孔射出冲走污物；对于凝血块、纤维丝团、大颗粒灰尘所致严重堵死的小孔，清洗时要特别小心，否则会损伤小孔。这些方法如仍无效，则可用10％次氯酸钠溶液浸泡，浸泡时间视堵塞情况而定，之后再应用上述步骤清洗以排除堵塞。

4. 小孔管微孔的清理

用专用毛刷蘸取10％次氯酸钠溶液涂在小孔管的微孔处，每个微孔涂该溶液清洗1 min。顺、逆时针方向各轻轻旋转半分钟。清理完毕，在小孔管中注满蒸馏水，用洗耳球从其顶端加压，水从微孔射出，冲走清洗掉的赃物。按上述步骤将微孔清理完毕，若仍未见水射出，说明该微孔被堵死，一般为大颗粒灰尘、血凝块、棉花纤维团，清除方法同步骤3。若该方法失败，说明微孔内的赃物与孔道内壁黏得很紧，通常是由于变性的蛋白质长时间一点一点地沉积在孔道内而未及时清洗造成的。此时可用5％次氯酸钠溶液清洗，取250 mL烧杯一个，加该液150 mL，再加该液至小孔管内1/2处，并把它浸泡在该溶液中10 min左右，取出小孔管，用洗耳球从其顶端加压，使该溶液从微孔射出，以排除堵孔。

5. 内部电极的清理

取下小孔管后内部电极被暴露，用不起毛的薄纸蘸未稀释的10％次氯酸钠溶液轻轻擦净内电极条，必须使电极条平直（不得折曲），避免损伤电极。

6. 小孔管的安装

用蒸馏水清理小孔管的最上部，用不起毛的薄纸擦干。安装前认真检查小孔管的最上部和安装小孔管的部位，有无盐沉淀物和潮湿。必要时用蒸馏水冲洗，再用不起毛的薄纸彻底擦干。把小孔管安装在插座上，使微孔正对操作者，上紧安装环。安装时，不要弯曲内部电极、填充管或外部的电极，并注意两小孔管不得装错位置。不要忘记密封橡皮圈，到位后拧紧螺母，手感要适中，保证不漏气。

7. 安装后外部的冲洗

小孔管安装后，其外部可能黏附上了一些尘埃碎渣。用注射器抽取20 mL新鲜稀释液冲掉这些碎渣，反复数次，以减少本底计数。

8. 开机前检查

认真检查确认上述操作正确后，接通电源，重新开始日常启动步骤。

9. 开机后冲洗

把小孔管浸入盛有20 mL蒸馏水的样品杯中，按下重复计数键，用蒸馏水冲洗小孔管，再用盛有稀释液的样品杯以相同的方法冲洗3～5次，做空白计数3次，记录最后一次空白本底值。

10. 清理效果的检查

取下样品杯,按 RBC(或 WBC)反冲键反向冲洗 RBC(WBC)微孔,检查小孔管清理是否合格。反向冲洗时稀释液从小孔管微孔射出的水柱应为一直线,即与小孔管垂直。若稀释液流不直或歪斜,则说明清理不彻底,需按前述方法重新清理微孔。

(二) 仪器管路的维护和保养

管路保养的目的是保持管路内部的清洁,防止细微杂质引起的计数误差和工作故障。

1. 清洗比色皿和定量装置

比色皿和定量装置是测量血红蛋白的关键部件,应定期对其进行保养清洗。

取一干净样品杯,放入 20 mL 专用清洗液(其他清洗也可能会对小孔管外层金属铬有腐蚀性),将之置于样品台上,并浸泡住小孔管和外电极(血红蛋白吸管)。功能键置于白细胞一侧,按动几次计数开关,使比色皿和定量装置内充满清洗液,然后关机停用。定量装置如被血液蛋白质污染,可用蛋白酶溶剂清洗。充分浸泡一段时间后,再开机将比色皿用稀释液清洗干净。

2. 稀释桶与清洗瓶的使用

稀释桶要求一次性使用,避免污染。清洗瓶每次用完后,要用稀释液冲洗干净,方可倒入新的清洗液。稀释桶、清洗瓶和废液瓶的外部要经常保持洁净。

3. 溶血剂和样品杯的保养

溶血剂要避免置于高温、潮湿的环境中,按保存期使用,否则可污染管路,产生较大计数误差,溶血剂包装瓶只能一次性使用。样品杯应保持清洁,避免灰尘落入。

数据记录与处理

请将本实验相关数据记入表 4-1 中。

表 4-1 实验前、后数据的比较

仪器名称、型号:		故障原因:	
仪器未处理前本底计数:	RBC	WBC	PLT
处理后安装检查	两个小孔管安装位置是否颠倒:	是	否
	红细胞微孔反冲时射出水柱是否呈直线:	是	否
	白细胞微孔反冲时射出水柱是否呈直线:	是	否
故障处理后本底计数:	RBC	WBC	PLT
处理效果:			
维护者:	核对者:		时间:

注意事项

(1) 小孔管通常是在红宝石或蓝宝石上打一小孔,然后将其黏结或烧结在玻璃管或不锈钢上制成的,为电阻抗型血细胞分析仪的贵重、精密部件,操作时应特别小心,禁用细金属丝或尖锐物捅伤微孔及孔壁。

(2) 拆卸小孔管时,必须注意使电极条保持平直、不得折断。

（3）安装小孔管时，不得弯曲内部电极、填充管和外部的电极，并注意两小孔管不得装错位置，在 WBC 小孔管外表面画有"W"字样。

（4）电阻抗型血细胞分析仪小孔管和内部电极的清理频率取决于日常维护和每天样本量的多少。一般是 10～30 个/天，则每月一次；若为 31～50 个/天，则每两周一次；若为 51～100 个/天，则每周一次。

（5）此试验必须在无风、清洁的室内进行，拆卸前必须将双手彻底清洗干净以免污染。安装完毕则需要用稀释液将小孔管浸泡，防止灰尘再污染。

思 考 题

（1）为什么要定期对血细胞分析仪的小孔管和内部电极进行清理？

（2）微孔堵死的常见原因及处理方法是什么？

（3）如何验证小孔管和内部电极是否被清理干净？

（宫心鹏）

实验 5　血细胞分析仪的校准

实验目的

(1) 掌握血细胞分析仪的校准方法。
(2) 熟悉携带污染率的测定。
(3) 熟悉校准血细胞分析仪的注意事项。

实验器材

血细胞分析仪、血细胞分析仪配套试剂和校准品、EDTA-K_2抗凝新鲜血液标本等。

实验原理

校准(calibration)是在规定的条件下,为确定测量仪器或测量系统所指示的量值,或实物量具或参考物质所代表的量值,与对应的由标准所复现的量值之间关系的一组操作。血细胞分析仪的校准是应用具有溯源性的配套校准品对血细胞分析仪进行校准,目的是保证其检测结果的溯源性、准确性及可比性。同一台血细胞分析仪使用不同的吸样模式时,应分别进行校准,校准项目包括白细胞计数(WBC)、红细胞计数(RBC)、血红蛋白浓度(Hb)、血小板计数(Plt)、血细胞比积(Hct)和平均红细胞体积(MCV)。校准方法可按仪器说明书规定的程序进行,如说明书规定的程序不完善时,可按相关规定提供的方法进行。

下列情况应进行血细胞分析仪的校准。

① 血细胞分析仪在投入使用前(新安装或旧仪器重新启用)。
② 更换部件进行维修后,可能对检测结果的准确性有影响时。
③ 仪器搬动后,需要确认检测结果的可靠性时。
④ 室内质量控制显示系统的检测结果有漂移时(排除仪器故障和试剂的影响因素后)。
⑤ 比对结果超出允许范围。
⑥ 实验室认为需进行校准的其他情况。

仪器描述

血细胞分析仪是医院常用的检测设备,由于散射光检测技术、鞘流技术、激光技术等新技术的应用使血细胞分类已从三分群转向五分群,从二维空间进而转向三维空间。各种类型血细胞分析仪的结构有所不同,但基本由机械系统、电学系统、血细胞检测系统、血红蛋白测定系统、计算机和键盘控制系统等以不同形式组成。

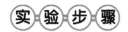

实验步骤

1. 仪器的准备

先用清洗液对仪器内部各通道及测试室处理 30 min,确认仪器的背景计数、精密度、携带污染率等指标在说明书要求的范围内时,才可进行校准。

(1) 精密度测定方法:任取一份健康人新鲜全血在仪器上连续检测 11 次,计算第 2 次~第 11 次 WBC、RBC、Hb、Plt、Hct 和 MCV 结果的变异系数(CV)。

(2) 携带污染率测定方法:任取一份健康人高值(接近参考范围上限)新鲜全血在仪器上连续检测 3 次,得到高值 H_1、H_2、H_3;将该份样本用稀释液稀释 4 倍得低值血液样本,再在仪器上连续检测 3 次,得到低值 L_1、L_2、L_3,按下式计算:

$$携带污染率 = \frac{L_1 - L_3}{H_3 - L_3} \times 100\%$$

2. 校准物的准备

(1) 使用仪器制造商推荐的配套校准物。

① 从冰箱内(2~8 ℃)取出两管校准物,在室温(18~25 ℃)放置约 15 min。

② 检查校准物是否超出有效期,是否变质或被污染。

③ 轻轻地将校准物反复颠倒混匀,并置于两手掌间慢慢搓动,使校准物充分混匀。

④ 打开管盖(应垫上纱布或软纸,使溅出的校准物被吸收)。

⑤ 将两管校准物合在一起,混匀后再分装于 2 个管内,其中 1 管用于校准物的检测,另 1 管用于校准结果的验证。

(2) 使用新鲜血作为校准物。

① 用 EDTA-K_2 真空采血管采取健康人新鲜全血 9 mL(要求其 WBC、RBC、Hb、Plt、Hct 和 MCV 结果在参考范围内),血中抗凝剂的浓度为 1.5~2.2 mg/mL,分装于洁净、无菌、带盖的 3 个试管中。

② 取其中 1 管新鲜血,用标准检测系统连续检测 11 次,计算第 2 次~第 11 次检测结果的平均值,以此平均值为新鲜血的定值。

③ 其他 2 管新鲜血作为定值的校准物,用于仪器的校准及校准结果的验证。

3. 检测校准物

取 1 管校准物,连续检测 11 次,第 1 次检测结果不用,以防止携带污染。

4. 数据处理

仪器若无自动校准功能,则将第 2 次~第 11 次的各项检测结果手工记录于工作表格中,计算平均值(小数点后数字保留位数较日常报告结果多一位)。有自动校准功能的仪器可直接得出平均值。

5. 核准结果判定

将上述平均值与校准物的定值比较以判别是否需要调整仪器。

(1) 计算各参数的平均值与定值的相对偏差(不计正、负号)。计算公式如下:

$$相对偏差 = \frac{平均值 - 定值}{定值} \times 100\%$$

(2) 与表 5-1 中的判定标准进行比较。各参数平均值与定值的差异全部等于或小于表内的第一列数值时,仪器不需进行调整,记录检测数据即可;若各参数平均值与定值的差异大于表内的第二列数值时,需请仪器维修人员查找原因并进行处理;若各参数平均值与定值的差异在表内第一列数值与第二列数值之间时,需对仪器进行调整,调整方法按说明书的要求进行。若仪器无自动校准功能,则将定值除以所测平均值,求出校准系数。将仪器原来的系数乘以校准系数,即为校准后的系数。将校准后的系数输入仪器替换原来的系数。

6. 校准结果的验证

将用于校准验证的校准物充分混匀,在仪器上重复检测11次。去除第1次结果,计算第2次~第11次检测结果的平均值,再次与表内的数值对照。如各参数的差异全部等于或小于第一列数值,证明校准合格。如达不到要求,必须请维修人员进行检修。

表 5-1　仪器校准的判定标准

参数	相对偏差	
	一列	二列
WBC	1.5%	10%
RBC	1.0%	10%
Hb	1.0%	10%
Hct	2.0%	10%
MCV	1.0%	10%
Plt	3.0%	15%

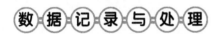

请将本实验相关数据记入表 5-2 中。

表 5-2　血细胞分析仪校准数据与处理记录表

仪器品牌:　　　　　型号:　　　　　编号:

校准物来源:　　　性质:配套□　新鲜血□　批号:　　　有效期:

项目	WBC	RBC	Hb	Hct	MCV	Plt
背景计数						
精密度(CV)						
携带污染率/(%)						
校准物定值(靶值)						
仪器测定校准物平均值						
仪器相对偏差/(%)						
仪器校准前系数						
仪器校准后系数						
校准结果的验证值						
验证值的相对偏差/(%)						
校准结论						

校准者:　　　　　审核者:　　　　　校准时间:＿＿＿＿年＿＿＿＿月＿＿＿＿日

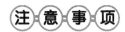

（1）血细胞分析仪校准前必须先验证仪器的性能是否符合规定的要求，其中对新鲜血检测的精密度是最主要的指标。否则，即便校准合格，仪器在实际工作中，也不能提高测定值的准确性。

（2）对无配套校准物的仪器进行校准最好使用有溯源性且准确定量的新鲜血，且应在6 h内使用，以保持校准物特性的稳定。

（3）由于不同仪器的测定原理和校准物的特性不同，校准物的定值只适用于特定类型的血细胞分析仪，但对非配套仪器的校准结果较差，故校准物不能混用，要强调配套原则。

（4）由于血细胞分析仪配套校准物价格贵、不易保存、效期短，且实验室内仪器的种类、型号较多，甚至一些血细胞分析仪无配套的校准物，而新鲜血校准具有成本低、适用性强的特点而在临床广为使用，尤其适用于同一实验室多台不同型号血细胞分析仪的校准。

思考题

（1）哪些情况下需对血细胞分析仪进行校准？为什么？

（2）如何体现血细胞分析仪新鲜血校准的溯源性？

（3）定值全血质控品能用于校准仪器吗？为什么？

（胡志坚）

实验 6　血细胞分析仪检测结果的比对

实验目的

（1）掌握多台血细胞分析仪检测结果的比对方法。
（2）熟悉血细胞分析仪检测结果比对的基本原理。
（3）了解血细胞分析仪检测结果比对的注意事项。

实验器材

血细胞分析仪两台；血细胞分析仪配套试剂和校准品；高、中、低浓度 5 份 $EDTA-K_2$ 抗凝新鲜血液标本等。

实验原理

不同仪器（检测系统）检测结果可采用方法比较试验比对，将比对仪器（待评价仪器）与参比仪器（准确度已知的仪器）作比对分析，得出比对仪器与参比仪器对应检测项目间的偏差，评价比对仪器的检测结果与参比仪器的检测结果是否一致。如果比对仪器项目检测结果偏差不符合要求，必须进行调校，目的是保证实验室内（间）不同检测系统结果的一致性。不同仪器检测结果比对的方法主要参考美国临床和实验室标准化协会（Clinical Laboratory Standards Institute，CLSI）颁布的 EP9-A2 文件和国际血液学标准化委员会（International Council for Standardization in Haematology，ICSH）文件，本实验采用临床实验室常用的分割样品简易比对方法。

仪器描述

同血细胞分析仪校准。

实验步骤

1. 实验仪器的选择

选择一台本实验室内技术性能最好的血细胞分析仪作为参比仪器，该仪器使用配套的校准物定期校准，每天有质量控制系统监控，并参加室间质评活动，各项目均在可接受的性能范围之内；另选一台性能稳定的血细胞分析仪作为比对仪器。

2. 样本准备

选择高、中、低浓度 5 份 $EDTA-K_2$ 抗凝新鲜血液样本。

3. 样本测定

5 份样本同时用两台血细胞分析仪按常规样本测定的方法,测定其各项参数,每份样本测定 2 次,求其均值。

4. 可接受性判断

(1) 项目单次测定结果可接受性判断:以 CLIA'88 允许误差为标准判断偏倚是否可接受,血细胞分析仪 CLIA'88 允许误差范围见表 6-1。

表 6-1　血细胞分析仪 CLIA'88 允许总误差范围

项目	可接受范围/(%)
白细胞(WBC)	靶值±15%
红细胞(RBC)	靶值±6%
血红蛋白(Hb)	靶值±7%
红细胞容积(Hct)	靶值±6%
血小板(Plt)	靶值±25%

(2) 项目可接受性判断:4 份以上样本的结果必须在规定的范围之内(PT≥80%)。

数据记录与处理

将实验数据及数据处理结果记录在表 6-2 中。

表 6-2　血细胞分析仪比对实验数据及数据处理结果记录表

对比仪器品牌及型号:_____　　参比仪器品牌及型号:_____

比对项目	比对方法	可接受标准	样本号	参比仪器结果	比对仪器结果	偏倚	允许偏倚	是否可接受	PT
WBC	分割样本	7.5%	1						
			2						
			3						
			4						
			5						
RBC	分割样本	3.0%	1						
			2						
			3						
			4						
			5						
Hb	分割样本	3.5%	1						
			2						
			3						
			4						
			5						

续表

比对项目	比对方法	可接受标准	样本号	参比仪器结果	比对仪器结果	偏倚	允许偏倚	是否可接受	PT
Hct	分割样本	3.0%	1						
			2						
			3						
			4						
			5						
Plt	分割样本	12.5%	1						
			2						
			3						
			4						
			5						

操作者：　　　　审核者：　　　　比对日期：_____年_____月_____日

表6-2中参比仪器结果与比对仪器结果填两次测定的平均值；偏倚＝参比仪器结果－比对仪器结果；允许偏倚＝参比仪器结果×可接受标准；偏倚＜允许偏倚为可接受；PT＝（可接受结果数／总结果数）×100%。

注意事项

（1）分割样品简易比对方法只能评价实验室内（间）不同检测仪器（系统）的一致性及检测误差，但不能评价其真实性。

（2）比对实验材料通常有患者标本、相关质控品及标准品。质控品的使用往往存在一定的局限性，如价格昂贵、有一定使用期限、性质不稳定、容易变质等，且某些质控品与临床实际检测的标本存在一定的区别，不能完全反映标本的性质特点。使用患者标本，则具有如下特点：它不依赖于常规的质量控制体系，能较好地评价临床患者检测的分析前步骤，如标本采集、运输及处理等，不仅如此，还可降低检测过程中的基质效应。当然，用于比对的患者标本在保存及实验室间运输等过程中，应注意保持其具有较好的稳定性，尽可能减少其额外变异。

思考题

（1）简述血细胞分析仪检测结果比对的主要方法。
（2）简述血细胞分析仪检测结果比对的目的。
（3）简述血细胞分析仪检测结果比对时应注意的问题。

（胡志坚）

实验 7　光电型血细胞分析仪模拟实验

实验目的

（1）熟悉数字集成电路 CD4093 触发器波形整形的基本知识。
（2）熟悉光电型血细胞分析仪电路设计的注意事项。
（3）掌握光电型血细胞分析仪的工作原理。

实验器材

单通道示波器 1 台、直流稳压电源 1 台、数字万用表 1 台、无焊面板 1 块、CD4093 触发器 1 块、光敏电阻 1 个、色环电阻若干、导线若干等。

实验原理

血细胞分析仪是对一定体积全血内血细胞数量及异质性进行自动分析的精密仪器。光电型血细胞分析仪是血细胞分析仪中的一类，其工作原理是当每个血细胞在通过光路时，会对照射光线产生吸收，吸收程度与血细胞的种类和大小有关。利用光电换能元件将变化的光信号转换为对应大小的电信号，并对所得到的电信号进行自动处理，显示或打印血细胞的数目。本实验采用光敏电阻作为换能元件。

仪器描述

如图 7-1 所示，模拟光电型血细胞分析仪由光源、光敏电阻、CD4093 触发器、示波器等组成。

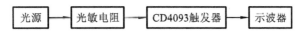

图 7-1　光电型血细胞分析仪模拟结构示意图

CD4093 触发器由 4 个 2 输入施密特触发器组成。每个触发器电路均为在两输入端具有施密特触发功能的 2 输入与非门，每个门在信号的上升和下降的不同点开、关，上升电压与下降电压值差定义为滞后电压。实验电路如图 7-2 所示。当没有遮挡物（如一张黑纸）挡住光线（模拟无血细胞经过），检测元件光敏电阻的电阻值较小；当有遮挡物挡住光线（模拟有血细胞经过），光敏电阻的电阻值较大。光敏电阻两端的电压会随其电阻值的变化而变化。每当用黑纸遮挡一次，就可视为有一个血细胞经过，会在光敏电阻上产生一个脉冲，脉冲的总数就反映了单位体积血细胞数目的多少。脉冲信号经过 CD4093 触发器构建的施密特电路进行整形,将不规则的脉冲信号变换成矩形脉冲。将整形后的脉冲信号输入示波器。示波器上就会有相应的显示,可以进行计数。

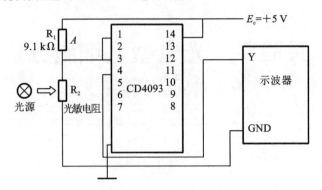

图 7-2　光电型血细胞分析仪模拟实验电路图

实 验 步 骤

(1) 按照电路图 7-2 在面板上接好线路。

(2) 点亮光源灯,适当调节光源灯与光敏电阻的位置,让光源灯光线直接照射在光敏电阻 R_2 上。观察用黑纸挡住灯光及拿开黑纸的过程中,光敏电阻两端是否有电阻和电压的变化。

(3) 把示波器的 Y 输入端接到图 7-2 中的 A 点,在示波器上观察用黑纸挡住灯光及拿开黑纸的过程中 A 点波形的变化图。

(4) 把示波器的 Y 输入端接到施密特集成电路 CD4093 触发器的 3 处,在示波器上观察用黑纸挡住灯光及拿开黑纸的过程中波形的变化图。

数 据 记 录 与 处 理

将实验数据记录在表 7-1 中。

表 7-1　实验数据记录和处理

A 点波形图	CD4093 触发器的 3 处波形图

注 意 事 项

(1) 从直流稳压电源接入 +5 V 电压时,不要把电源正端与负端直接接在一起,否则会出现短路现象。

(2) 数字集成电路 CD4093 的管脚第 7 端是接地端,第 14 端是电源输入正端。

思考题

（1）简述光电型血细胞分析仪的工作原理。
（2）CD4093 触发器是如何进行脉冲信号整形的？

（谢国明）

实验 8　尿液分析仪的使用与校准

实 验 目 的

（1）熟悉尿液分析仪的结构与工作原理。
（2）掌握尿液分析仪的使用方法与校准技术。
（3）了解尿液分析仪的日常维护方法。

实 验 器 材

尿液分析仪（含配套的试剂带）、尿杯、10 mL 尿试管、标准灰度带（质控试剂带）、吸水纸、滴管等。

实 验 原 理

多联试剂带上各检测模块与尿样中相应成分发生特异性呈色反应，颜色深浅与相应物质浓度成正比。另外，试剂带上还有一个"补偿块"，作为尿液本底颜色，用于消除由色尿及仪器变化等所引起的测试误差。

尿液分析仪一般由微电脑控制，采用球面积分仪接收双波长（测定波长与参考波长）反射光的方式测定试剂带上的颜色变化。光源扫描各模块产生的反射光，经球面积分仪的滤光片得到单色光，照射光电二极管转化为电信号。微处理系统结合参考系统将电信号校正为测定值，以定性或半定量方式打印输出结果。

仪 器 描 述

尿液分析仪一般由机械系统、光学系统和电路系统三部分组成。其结构见图 8-1。

机械系统包括传送装置、采样装置、加样装置和测量测试装置等，其主要功能是将待检的试剂带传送到测试区，测试完成后将试剂带排送到废物盒；光学系统一般包括光源、单色光处理器和光电转换装置三部分，光线照射到试剂块区产生反射光，不同强度的反射光再经光电转换器转变为电信号进行处理；电路系统通常包括光电检测器、前置放大器、电子选择开关电路、电压/频率变换器、计数器和 CPU 等。光电检测器将试剂块所反射的光信号的强弱反映为电信号的大小，送往前置放大器进行放大，放大后的电信号被送往电压/频率变换器，电压/频率变换器将送来的模拟信号转换成数字信号后，送往计数电路予以计数。计数后的信号经数据总线送给 CPU。CPU 将信号运算、处理后，将结果输出，经屏幕显示或打印输出。

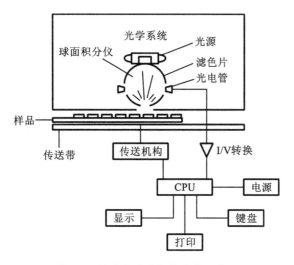

图 8-1 尿液自动分析仪结构示意图

实 验 步 骤

1. 尿液分析仪的调校

打开仪器电源,预热 5~10 min,仪器自动进入自检程序和做空白对照实验。启动质控程序,将仪器附带的质控试剂带放在检测台上,仪器开始进行质控测定,重复测定 3 次,将结果与参考值范围比较,符合要求后仪器即可进行标本测定,否则需查找原因,重新调校。

2. 标本测定

根据仪器显示屏上所显示的时间或蜂鸣声的指示,将试剂带的试剂端浸入尿样中 1~2 s(不同仪器要求不同,严格按照说明书进行),取出试剂带时将其下端紧贴尿杯内壁片刻以除去多余的尿液,或用吸水纸吸掉多余的尿液,将试剂带放在检测台上,仪器进行自动检测并打印出各项结果。

3. 尿液分析仪的维护保养

(1) 新仪器安装或每次大修后,必须对仪器的技术性能进行测试、评价和调校,以达到最佳测试状态,保证测定结果的准确性。新仪器安装前必须对其及试剂带进行准确度评价。由于尿液分析仪是半定量仪器,对仪器及试剂带进行准确度评价是根据仪器制造商的规定,配制成一定浓度的标准物,重复测定 3 次(严格按照说明书进行操作),评价其与标准物浓度的符合程度。

(2) 尿液分析仪是一种精密电子光学仪器,只有精心维护和正确使用才能延长使用寿命,保证检验结果的准确性。仪器要避免安装在阳光直射、温度过高或湿度过大的地方。每天开机测试前,要对仪器进行全面检查,各种装置是否需要校正,打印纸是否需要安装等,确认无误后才能开机。

(3) 每次实验结束后,仪器表面应用清水或中性清洗剂清洗;试剂带托盘用无腐蚀性的洗涤剂清洗,或用清水或中性清洗剂清洗;切忌用有机溶剂清洗传送带,清洗时勿使水滴漏入仪器内部,部分仪器的试剂带托盘是一次性的,应注意更换;废物(废水、废试剂带等)应清除干净,废物装置应清洗干净。

数据记录与处理

尿液分析仪的调校结果记录在表 8-1 中,尿液标本测试结果记录在表 8-2 中。

表 8-1 尿液分析仪的调校记录

仪器品牌:　　　　　　　型号:　　　　　　　编号:
质控试剂带:　　　　　　批号:　　　　　　　有效期:

检测项目	参考值范围	测试结果			备注
		第1次	第2次	第3次	
酸碱度(pH)					
尿蛋白质(PRO)					
尿葡萄糖(GLU)					
尿酮体(KET)					
尿隐血(BLD)					
尿胆红素(BIL)					
尿胆原(URO)					
尿亚硝酸盐(NIT)					
尿白细胞(LEU)					
尿比密(SG)					
尿维生素 C(Vit C)					

表 8-2 尿液标本测试结果记录

样品来源:

检测项目	参考值范围	测试结果	备注
酸碱度(pH)	5.0~8.0		
尿蛋白质(PRO)	阴性		
尿葡萄糖(GLU)	阴性		
尿酮体(KET)	阴性		
尿隐血(BLD)	阴性		
尿胆红素(BIL)	阴性		
尿胆原(URO)	Normal		
尿亚硝酸盐(NIT)	阴性		
尿白细胞(LEU)	阴性		
尿比密(SG)	随机尿:1.003~1.030 晨尿:1.015~1.025		
尿维生素 C(Vit C)	阴性		

注意事项

(1) 严格按照尿液分析仪操作规程进行操作。

（2）尿液标本留取后，最好在 2 h 内完成检查。

（3）仪器的最佳使用温度一般是室温（20～25 ℃），所以尿液标本和试剂带也应维持在这个温度范围内。新采集的尿液标本等其降到室温后再浸入试剂带，或等浸入尿液标本的试剂带降到室温后再进行测试；试剂带一般保存在低温冰箱中，测试前需从冰箱中取出，在其从低温升至室温前，不要打开试剂带的瓶盖，每次取用后立即盖上瓶盖，以防试剂带受潮变质。

（4）不同厂家生产的尿液分析仪有专门配套的试剂带，其反应原理和制作方式有所差异，相应的反应时间、颜色变化和灵敏度等有所不同，故试剂带不能混用。

（5）要定期做质控。

（6）当检测台上有残留的液体时，应用吸水纸擦拭干净，以免影响下一个标本的检测结果，每次测试完毕要清洗载物台与废液盒。

思 考 题

（1）简述尿液分析仪的结构和测量原理。

（2）尿液分析仪在检测样品前为什么要用质控试剂带进行调校？

（3）如何做好尿液分析仪的维护保养？

（孟佩俊）

实验 9　尿液分析仪试剂带的结构与应用评价

实验目的

（1）掌握尿液分析仪试剂带的反应原理。
（2）掌握尿液分析仪试剂带的应用评价方法。
（3）熟悉尿液分析仪试剂带的结构和功能。

实验器材

尿液分析仪（含配套的试剂带）、分析天平、pH 计、密度仪、不同规格的容量瓶、不同规格的烧杯、10 mL 试管、质控试剂带、吸水纸等。

人工原尿：称取 20.0 g 尿素、10.0 g 氯化钠、1.0 g 肌酐、2.0 g 氯化钾、3.5 mg 食用色素柠檬黄，溶解后定容至 250.0 mL。

尿酸钠溶液：称取 0.75 g 尿酸钠，溶解后定容至 500.0 mL。

560.0 mmol/L 葡萄糖溶液：称取 25.2225 g 无水葡萄糖，溶解后定容至 250.0 mL。

10.0 mmol/L 亚硝酸钠水溶液：称取 0.3440 g 亚硝酸钠，溶解后定容至 500.0 mL。

2.0 mmol/L 胆红素溶液：称取 0.3750 g 胆红素，溶解后定容至 500.0 mL。

5.0 mmol/L 尿胆原溶液：称取 0.4850 g 尿胆原冻干粉，溶解后定容至 500.0 mL。

0.1 mol/L 维生素 C 溶液：称取 1.7610 g 维生素 C，溶解后定容至 100.0 mL。

缓冲溶液（pH6.5）：称取 0.68 g 磷酸二氢钾，加 0.1 mol/L 氢氧化钠溶液 15.2 mL，溶解后定容至 100.0 mL。

空白溶液：取人工原尿 25.0 mL，尿酸钠溶液 18.0 mL，缓冲溶液约 20 mL，加入适量蒸馏水使其约为 90 mL，摇匀，然后用 pH 计测量溶液的 pH 值，并用盐酸调节 pH 值至 5.5，用氯化钠调比密至 1.005，用蒸馏水定容至 100.0 mL。

1 号标准溶液：称取 0.2 g 牛血清白蛋白，8000 个/μL 白细胞溶液 5.0 mL，5000 个/μL 红细胞溶液 3.0 mL，560.0 mmol/L 葡萄糖溶液 5.0 mL，10.0 mmol/L 亚硝酸钠水溶液 3.0 mL，0.1 mol/L 维生素 C 溶液 10.0 mL，丙酮 0.1 mL，2.0 mmol/L 胆红素溶液 5.0 mL，5.0 mmol/L 尿胆原溶液 5.0 mL，人工原尿 150.0 mL，尿酸钠溶液 90.0 mL，缓冲溶液 150.0 mL，0.1 mol/L 氢氧化钠溶液 50.0 mL，加适量蒸馏水使其约为 900 mL，摇匀，然后用 pH 计测量溶液的 pH 值，并用 0.1 mol/L 氢氧化钠溶液调节 pH 值至 6.5，用氯化钠调比密至 1.015，用蒸馏水定容至 1000.0 mL。

2 号标准溶液：称取 2.0 g 牛血清白蛋白，8000 个/μL 白细胞溶液 25.0 mL，5000 个/

μL 红细胞溶液 30.0 mL,560.0 mmol/L 葡萄糖溶液 75.0 mL,10.0 mmol/L 亚硝酸钠水溶液 10.0 mL,0.1 mol/L 维生素 C 溶液 40.0 mL,丙酮 0.6 mL,2.0 mmol/L 胆红素溶液 37.5 mL,5.0 mmol/L 尿胆原溶液 20.0 mL,人工原尿 150.0 mL,尿酸钠溶液 90.0 mL,缓冲溶液 150.0 mL,0.1 mol/L 氢氧化钠溶液 50.0 mL,加适量蒸馏水使其约为 900 mL,摇匀,然后用 pH 计测量溶液的 pH 值,并用 0.1 mol/L 氢氧化钠溶液调节 pH 值至 7.5,用氯化钠调比密至 1.025,用蒸馏水定容至 1000.0 mL。

上述溶液配制中所用的试剂胆红素、尿胆原、牛血清白蛋白、白细胞、红细胞用已定值的标准品,其余均为分析纯。

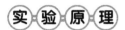

尿液分析仪的基本原理是根据尿液中的被测成分与试剂带上相应的试剂块进行独立反应后产生的颜色变化,用于尿液成分的定性分析和半定量分析。常见的 11 项试剂带上各试剂块与尿液发生反应的基本原理见表 9-1。

表 9-1 相关反应原理

项 目	反 应 原 理
酸碱度(pH)	pH 指示剂法
尿蛋白质(PRO)	pH 指示剂蛋白质误差法
尿葡萄糖(GLU)	葡萄糖氧化酶-过氧化物法或铜还原法
尿酮体(KET)	亚硝基铁氰化钠法
尿隐血(BLD 或 RBC)	血红蛋白类过氧化物酶催化反应法
尿胆红素(BIL)	重氮反应法
尿胆原(URO)	Ehrlich 醛反应法或重氮反应法
尿亚硝酸盐(NIT)	重氮-偶联反应法
尿白细胞(LEU 或 WBC)	粒细胞酯酶反应法
尿比密(SG)	多聚电解质离子解离法
尿维生素 C(Vit C)	钼蓝法

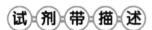

目前,尿液分析仪所用的试剂带均属于多联试剂带,它是将多个检查项目的试剂块集成在一个试剂带上,一次浸入尿液中可同时检测多个项目,有 8 项、9 项、10 项和 11 项等不同类型。多联试剂带采用多层膜结构,第一层为尼龙膜,起保护作用,防止大分子物质对反应的污染,并保证试剂带的完整性;第二层为绒制层,包括碘酸盐层和试剂层,碘酸盐层作为氧化剂可破坏还原性物质如维生素 C 等干扰,试剂层含有特定的试剂成分,主要与尿液中所测物质发生化学反应,产生颜色变化;第三层是吸水层,可使尿液均匀快速地浸入,并能抑制尿液流到相邻反应区,避免交叉污染;最后一层选取尿液不浸润的塑料片作为支持体。另外,多联试剂带还有一个空白块,又称为补偿块,以消除尿液本底色所产生的测试误差;有的多联试剂带还有位置参考块,每次测定前,检测头都会移到位置参考块进行自检,

以消除试剂块位置偏差带来的测试误差。其结构如图 9-1 所示。

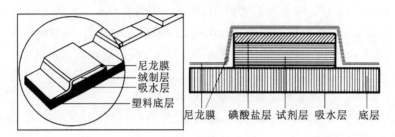

图 9-1 试剂带结构示意图

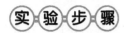

1. 尿液分析仪的调校

打开仪器电源,预热 5~10 min,仪器自动进入自检程序和做空白对照实验。启动质控程序,将仪器附带的质控试剂带放在检测台上,仪器开始进行质控测定,重复测定 3 次,将结果与参考值范围进行比较,符合要求后仪器即可进行标本测定,否则需查找原因,重新调校。

2. 空白溶液测定

按照仪器和试剂带的操作要求,取适量空白溶液倒入一试管中,将一试剂带浸入空白溶液中(所有试剂块全部浸入溶液中),2 s 后取出,沥干多余液体,将试剂带放在检测台上,仪器进行自动检测并打印出各项结果,连续测量 20 次,记录测量结果。准确度评价以测量结果与技术要求(或仪器制造商的规定)的符合率为依据,精密度评价以测量结果的标准偏差(SD)和相对标准偏差(RSD)为依据。

3. 标准溶液测定

分别取 1 号和 2 号标准溶液,按照上述空白溶液测定方法连续测量 20 次,记录测量结果,并按上述准确度和精密度评价方法进行评价。

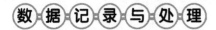

请将本实验相关数据记入表 9-2 至表 9-4 中。

表 9-2 空白溶液测量结果准确度与精密度评价

仪器品牌:		型号:		编号:	
试剂带:		批号:		有效期:	
检测项目	空白溶液	技术要求	准确度评价	精密度评价	
				标准偏差(SD)	相对标准偏差(RSD)
SG	1.005	1.000~1.010			
pH 值	5.50	5.0~6.0			
WBC/(个/μL)	0.0	0			

续表

检测项目	空白溶液	技术要求	准确度评价	精密度评价	
				标准偏差（SD）	相对标准偏差（RSD）
NIT/(μmol/L)	0.0	0			
PRO/(g/L)	0.0	0			
GLU/(mmol/L)	0.0	0			
KET/(mmol/L)	0.0	0			
URO/(μmol/L)	0.0	≤3.4			
BIL/(μmol/L)	0.0	0			
RBC/(个/μL)	0.0	0			
维生素 C/(mmol/L)	0.0	0			

注：个别仪器 GLU 结果显示≤0.6 mmol/L。

表 9-3　1 号标准溶液测量结果准确度与精密度评价

仪器品牌：　　　　　　　型号：　　　　　　　编号：

试剂带：　　　　　　　　批号：　　　　　　　有效期：

检测项目	1 号标准溶液	技术要求	准确度评价	精密度评价	
				标准偏差（SD）	相对标准偏差（RSD）
SG	1.015	1.010～1.020			
pH 值	6.50	6.0～7.0			
WBC/(个/μL)	40	5～70			
NIT/(μmol/L)	30	12～40			
PRO/(g/L)	0.2	0.0～0.3			
GLU/(mmol/L)	2.8	1.7～5.6			
KET/(mmol/L)	1.0	0.5～1.5			
URO/(μmol/L)	25	16～34			
BIL/(μmol/L)	10	3.3～17.1			
RBC/(个/μL)	15	5～25			
维生素 C/(mmol/L)	1.0	0.6～1.4			

表 9-4　2 号标准溶液测量结果准确度与精密度评价

仪器品牌：		型号：		编号：	
试剂带：		批号：		有效期：	

检测项目	2 号标准溶液	技术要求	准确度评价	精密度评价	
				标准偏差（SD）	相对标准偏差（RSD）
SG	1.025	1.020~1.030			
pH 值	7.50	7.0~8.0			
WBC/(个/μL)	200	≥125			
NIT/(μmol/L)	100	50~150			
PRO/(g/L)	2.0	1.0~3.0			
GLU/(mmol/L)	42	28~56			
KET/(mmol/L)	6.0	3.9~8.0			
URO/(μmol/L)	100	66~131			
BIL/(μmol/L)	75	50~100			
RBC/(个/μL)	150	80~200			
维生素 C/(mmol/L)	4.0	2.8~5.6			

注意事项

（1）配制 1 号标准溶液与 2 号标准溶液时加入一定量的丙酮，有些仪器对丙酮不敏感，应改用乙酰乙酸；有些试剂也可用其他替代品，如尿胆原可用 2,5-二甲基吲哚代替。

（2）表 9-2、表 9-3 与表 9-4 中空白溶液或标准溶液的 SG 和 pH 值两项指标是在 25 ℃时的值。

（3）尿液分析仪的测定结果除 SG 和 pH 值外，有些仪器用"neg"表示阴性，用"normal"表示正常。还有用其他单位（如 mg/dL、g/L）或仅能用"＋"、"－"表示结果的仪器，应查看该仪器的使用说明书，结合相关技术规范，找出所用的表示单位或相关符号与浓度的对应关系，然后评价其检查结果的准确性。

（4）根据说明书，个别仪器 2 号标准溶液 BIL 的测量结果可以落在 33~103 μmol/L 范围内，一些仪器的 NIT 仅有 N,P(或"＋"、"－")两挡。

（5）实验室内应防潮（相对湿度不大于 85%）、避光、防热（最好维持在 20~30 ℃）、无腐蚀性物品，通风好。

思考题

（1）简述尿液分析仪试剂带的结构和功能。

(2) 尿液分析仪试剂带上各试剂块的反应原理是什么？
(3) 简单评述用干化学分析法对尿液进行临床检验的优缺点。

(孟佩俊)

实验 10　自动生化分析仪的参数设置

实验目的

（1）掌握自动生化分析仪各个参数的基本含义。
（2）熟悉正确设置自动生化分析仪参数的步骤。

实验器材

自动生化分析仪 1 台、丙氨酸氨基转移酶（ALT）测定试剂盒等。

实验原理

自动生化分析仪的工作参数是仪器工作的指令，设置正确的参数才能控制仪器完成复杂的操作。目前大多数生化分析仪为开放式，其部分参数应在使用前根据试剂厂商的说明书和所用仪器的实际情况由用户自己设定正确的分析值。自动生化分析仪的分析参数包括试验代号、试验名称、分析方法、反应温度、波长（主波长和次波长）、反应方向、样品量和试剂量（第一试剂量和第二试剂量）、总反应容量、分析时间（包括孵育时间、延迟时间、监测时间）、校准方式、线性范围、校准 K 值或理论 K 值、试剂空白吸光度范围、试剂空白速率（连续监测法中使用）、小数点位数、计量单位、参考区间等。

仪器描述

自动生化分析仪是常根据光电比色原理来测量血液或体液中某种特定化学成分的仪器，是检验医学中常用的重要分析仪器之一。自动生化分析仪主要包括加样系统、检测系统、清洗系统、计算机控制系统等（见图 10-1）。加样系统包括轨道式或样品盘进样、试剂仓、加样及识别装置。检测系统包括光源、比色皿、分光装置、恒温装置等。清洗系统中探针和搅拌棒采用激流式或瀑布式等方式自动冲洗。计算机控制系统具有标本、试剂的加注和识别，条码的识别，恒温控制，冲洗控制，结果计算与打印，质控，故障的报警等功能。

实验步骤

仪器分析参数的正确设置步骤如下。
首先要详细阅读仪器和试剂盒的说明书，按以下条目进行设置。
（1）试验代号：按仪器说明设置试验代号，一般是以数字编号。
（2）试验名称：以英文缩写表示，即录入项目规范的英文缩写，如 ALT、TP、ALB 等。

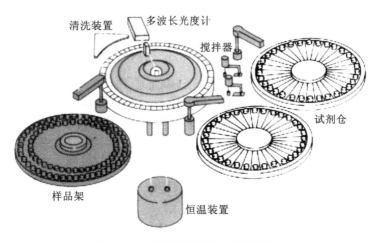

图 10-1　自动生化分析仪基本结构

（3）分析方法：根据试验原理，在仪器预制试验原理中选择，如一点终点法、二点终点法、速率法、二点速率法等。

（4）反应温度：有的仪器可选 37 ℃、30 ℃、25 ℃ 三种温度，目前一些大型的自动生化分析仪多固定为 37 ℃，温度变化小于 0.1 ℃。

（5）波长设定：有单波长和双波长。

单波长适用于测定体系中含有一种组分或在混合溶液中待测组分的吸收峰与其他共存物质的吸收波长无重叠的情况。

双波长主要指的是用两个不同波长检测，一为主波长，另一为次波长或称为副波长。当被检溶液混浊或存在较大的干扰物质时会出现光散射和非特异性光吸收，从而影响测定结果的准确性，此时可用双波长或多波长测定，主、次波长吸光度之差代表反应所产生的实际吸光度的改变，从而提高了测定的准确度。

主波长的设置按试剂盒说明书中所提供的波长即可。次波长的选择原则有三。

① 干扰物的吸收波长为次波长。如用己糖激酶法测定葡萄糖的主波长为 340 nm，次波长可选 380 nm，因为血红蛋白在这两个波长的吸光度相同，对消除溶血的影响比较有效。

② 以显色剂（试剂空白）的吸收峰对应的波长为次波长。如双缩脲法测定总蛋白，主波长为 550 nm，次波长选择双缩脲试剂的吸收峰波长为 660 nm 最恰当，可有效消除试剂空白的影响。

③ 以吸收光谱曲线的"波谷"对应的波长为次波长。如应用 NADH 或 NADPH 的脱氢反应为指示反应的 ALT、AST、LDH、CK、BUN（酶法）等的测定，多选择波峰 340 nm 为主波长，波谷 405 nm 为次波长，这样主、次波长之间的吸光度差值最大，提高了测定的灵敏度。

（6）分析时间：它包括孵育时间、延迟时间、测定时间等。生化反应的时间是某一项目所特有的，根据所采用的测定方法不同而异。一点终点法的总蛋白反应时间为 10 min，白蛋白反应时间为 1 min。速率法应为两个时间点，延迟时间和测定时间，如 ALT 的反应延迟时间为 1 min，测定时间为 2 min。总之，分析时间应根据试剂说明书、仪器说明书或自己试验观察,作合理选择和设置。

(7) 样品量及试剂量:根据试剂说明书来设定,可以按比例减少或增加样品量和各试剂量,使反应液总容量在仪器要求的范围内。样品体积与试剂体积的比值大,提高了测定的灵敏度,缩小了反应线性范围;相反,比值小则降低了检测的灵敏度(低浓度样品检测的精密度差),扩大了反应线性范围。特别应注意的是该比值直接决定了酶学测定中计算因子(F 值)的大小,应该使95%的临床标本能够在反应线性范围之内。

(8) 反应方向:根据试剂说明书、反应原理设定。正向反应主要表现为随待测物浓度(活性)增加,吸光度上升;负向反应主要表现为吸光度随反应的进行而下降。

(9) 校准方式:根据试剂说明书在仪器预制校准方式中选择二点校准、多点校准或非线性校准等。

(10) 校准品设置:根据检测项目要求选择校准品的数量,通常要求选择两点或多点定标,同时要设置各点校准品的浓度值。校准周期根据可靠的试剂和检测系统的稳定性来确定,如离子选择电极测定,24 h 内必须重新校准;当更换不同批号的试剂时也应该重新校准。

(11) 线性范围:按照试剂说明书给定的线性范围设置或用户根据线性验证后的数据自行设定。

(12) 计量单位:选用法定计量单位,有 g/L、mg/L、mmol/L、μmol/L、U/L 等供选择。

(13) 参考区间:设置参考区间的低值和高值。

数据记录与处理

根据本实验所设参数,将设定的分析参数记录在表 10-1 中。

表 10-1　参数设定记录表

仪器品牌及型号:　　　　　　　　　　时间:　年　月　日

试验代号 (Test Code)	试验名称 (Test Name)	分析方法	监测时间	孵育时间	延迟时间	主波长/nm	次波长/nm	反应方向

样本量/μL	试剂Ⅰ量/μL	试剂Ⅱ量/μL	校准方式	校准液数量及位置	各校准液浓度值	计量单位	线性范围	参考区间

注意事项

(1) 试验代号可由检验者任意编写数字来表示,一个试验项目只能有一个对应的代号。

(2) K 值可以用理论值,也可以用酶活性校准品经校准操作后由分析仪自动计算得出的实际值。一般来说,以使用校准 K 值为好,但必须有两个先决条件。

① 必须使用配套的试剂。

② 必须使用配套的有证校准品,且该校准品应具有溯源性。

(3) 一旦参数确定后,不得随意更改。

思考题

（1）参数设置的主要内容有哪些？
（2）参数设置要注意哪些事项？
（3）正确设置参数后的自动生化分析仪检测结果能否直接应用于临床？为什么？

（张丽琴）

实验 11　自动生化分析仪的性能评价

实验目的

（1）掌握自动生化分析仪的主要性能评价指标。
（2）熟悉自动生化分析仪主要性能评价的基本原理和方法。

实验器材

自动生化分析仪，临床生化的某些项目（K^+、ALT、GGT、TG、BUN、GLU、TP、AST、TBIL、ALB）所需的试剂，高浓度和低浓度新鲜血清样品、低值和高值质控品各一份，生理盐水等。

实验原理

自动生化分析仪在应用于临床检验前除了设置正确的参数外，还必须对它的性能进行实验评价。主要的性能评价指标有自动化程度、精密度、准确度、携带污染率、回收率、线性范围、干扰试验、波长的准确性和线性、与其他仪器的相关性等。

精密度是反映仪器整体性能的重要指标之一，是指同一标本在一定条件下多次重复测定得到的一组数据之间的接近程度，常用来表示检测过程中的随机误差的大小，分为仪器批内精密度和批间精密度。批内精密度试验是使用低值和高值质控品作为样品，通过当天多次重复测定某几个项目（K^+、ALT、GGT、TG、BUN、GLU、TP），得出各项目的批内精密度；批间精密度也是使用低值和高值质控品作为样品，需每天测定上述项目两次后求平均值，连续测定 20 天得 20 个数据，经计算得出各个项目的批间精密度。

携带污染率是表示各标本之间交叉污染的一项重要指标，携带污染率越小，说明标本之间的影响越少。参照国际血液学标准化委员会（ICSH）推荐的方法，先取一份高浓度患者血清，测 3 次的结果分别为 H_1、H_2、H_3，再取一份低浓度患者血清，测 3 次的结果分别为 L_1、L_2、L_3。按相关公式计算出各项目的携带污染率。本次实验对高浓度患者血清和低浓度患者血清分别测定谷丙转氨酶（AST）、直接胆红素（TBIL）、白蛋白（ALB），连续测定 3 次，然后按以上公式求出各项目的携带污染率。

仪器准确度判断包括回收试验、校准验证试验、室间质量评价、仪器间比对试验等。

回收试验是取多个项目均为低值的一个患者血清，取 0.9 mL 的血清加 0.1 mL 的生理盐水作为基础样品；在 0.9 mL 的血清中加入 0.01 mL 高值质控血清，再加入 0.09 mL 的生理盐水作为回收样品Ⅰ；在 0.9 mL 的血清中加入 0.06 mL 的高值质控血清，再加入

0.04 mL 的生理盐水作为回收样品 Ⅱ；在 0.9 mL 的血清中加入 0.09 mL 的高值质控血清，再加入 0.01 mL 的生理盐水作为回收样品 Ⅲ，各样品分别检测 K^+、ALT、GGT、TG、BUN、GLU、TP，并重复测定 2 次取其平均值（即测定值），求出回收率。

仪器间比对试验是通过一系列不同浓度样品分别在待评价和已通过评价并合格的两台仪器上测定一个相同的项目，得到数据后作线性回归处理，从而衡量两台仪器的相关性。

仪器描述

同自动生化分析仪。

实验步骤

准备工作：严格按照试剂盒说明书及仪器要求的参数设置在该仪器上设置正确的选定项目的参数；对仪器进行必要的维护保养，以使仪器处于最佳工作状态；在测定项目之前要进行正常值和异常值两个浓度水平的质控测定，在控后方能进行项目的测定。

下面主要介绍精密度试验、样本携带污染率测定、回收试验。

1. 精密度试验

使用低值和高值质控品作为样品，当天测定本次实验选定的项目各 20 次，计算平均值（$\bar{x}$）、标准差（S）和变异系数（CV），得出每个项目的批内精密度。每天测定上述项目两次后求平均值，连续测定 20 天得 20 个数据，计算 $\bar{x}$、S、CV，得出各个项目的批间精密度值。与仪器生产商提供的 CV 值或 CLIA'88 管理项目要求的精密度进行比较，评价精密度的实验结果。见表 11-1、表 11-2。

2. 样本携带污染率测定

测定项目为 AST、TBIL、ALB，取一份高值患者血清，测 3 次的结果分别为 H_1、H_2、H_3，再取一份低值患者血清，测 3 次的结果分别为 L_1、L_2、L_3。按公式计算各项目的携带污染率。记录见表 11-3。

3. 回收试验

取多个项目均为低值的一个患者血清，通过添加定量的生理盐水和高值质控血清配制基础样品、回收样品 Ⅰ、回收样品 Ⅱ、回收样品 Ⅲ；各样品分别检测 K^+、ALT、GGT、TG、BUN、GLU、TP，并重复测定 2 次取其平均值。记录见表 11-4。

数据记录与处理

请将本实验相关数据填入表 11-1 至表 11-4 中。

表 11-1　自动生化分析仪批内精密度实验结果（$n=20$）

项目	低值质控血清			高值质控血清		
	$\bar{x}$	S	CV	$\bar{x}$	S	CV
K^+/(mmol/L)						
ALT/(U/L)						
GGT/(U/L)						
TG/(mmol/L)						

续表

项目	低值质控血清			高值质控血清		
	$\bar{x}$	S	CV	$\bar{x}$	S	CV
BUN/(mmol/L)						
GLU/(mmol/L)						
TP/(g/L)						

仪器品牌及型号：　　　　　测试者：　　　　　　　测试时间：_____年_____月_____日

表 11-2　自动生化分析仪批间精密度实验结果(20 天)

项目	低值质控血清			高值质控血清		
	$\bar{x}$	S	CV	$\bar{x}$	S	CV
K^+/(mmol/L)						
ALT/(U/L)						
GGT/(U/L)						
TG/(mmol/L)						
BUN/(mmol/L)						
GLU/(mmol/L)						
TP/(g/L)						

仪器品牌及型号：　　　　　测试者：　　　　　　　测试时间：_____年_____月_____日

注：判断标准为实验项目所得的 CV 值应小于仪器生产商提供的 CV 值，或按照 CLIA'88 管理项目要求规定的批内精密度试验 CV 值小于总允许误差的 1/4，批间精密度试验 CV 值小于总允许误差的 1/3。

表 11-3　样本携带污染率实验结果

项目	高浓度血清			低浓度血清			样本携带污染率/(%)
	H_1	H_2	H_3	L_1	L_2	L_3	
AST/(U/L)							
ALB/(g/L)							
TBIL/(μmol/L)							

仪器品牌及型号：　　　　　测试者：　　　　　　　测试时间：_____年_____月_____日

注：样本携带污染率接近于 0.00，说明仪器具有良好的冲洗功能，交叉污染率低。

表 11-4　回收率评价结果

项目	基础样品值	回收样品Ⅰ			回收样品Ⅱ			回收样品Ⅲ			平均回收率/(%)
		加入量	回收量	回收率/(%)	加入量	回收量	回收率/(%)	加入量	回收量	回收率/(%)	
K^+/(mmol/L)											
ALT/(U/L)											
GGT/(U/L)											
TG/(mmol/L)											

续表

项目	基础样品值	回收样品Ⅰ			回收样品Ⅱ			回收样品Ⅲ			平均回收率/(%)
		加入量	回收量	回收率/(%)	加入量	回收量	回收率/(%)	加入量	回收量	回收率/(%)	
BUN/(mmol/L)											
GLU/(mmol/L)											
TP/(g/L)											

仪器品牌及型号：　　　　　　　测试者：　　　　　　测试时间：_____年_____月_____日

注：一般检验方法要求回收率在95%～105%，最为理想的回收率为100%。

注意事项

（1）在进行评价实验前，实验者应作维护和保养、定标、样品准备等。

（2）实验者在操作仪器时需在老师指导下严格按照操作规程来做，具有高度的责任心。

（3）在做精密度实验时，测定数值如出现离群值应分析原因，必要时重新测定并记录数值。

（4）所用血清样品必须为新鲜血清，为人源性标本，必须小心对待，防止污染。

（5）实验结束后严格按照所用自动生化分析仪的维护保养要求对仪器进行必要的维护保养。

思考题

（1）简述自动生化分析仪的性能评价指标的重要性。

（2）自动生化分析仪的主要性能评价指标有哪些？请简要说明。

（3）如何评价自动生化分析仪的主要性能指标？是如何进行的？

（张丽琴）

实验 12　自动生化分析仪的波长验证

实验目的

（1）掌握自动生化分析仪波长验证的基本原理和基本操作方法。
（2）熟悉自动生化分析仪波长验证的目的。

实验器材

自动生化分析仪等。
葡萄糖试剂盒（己糖激酶法）、葡萄糖标准溶液（11.1 mmol/L）等。

实验原理

自动生化分析仪已广泛应用临床实验室，检验结果的准确性和其工作波长的准确性密切相关。仪器刚出厂时虽经校准但由于长途运输或因使用日久致使波长产生误差。因此有必要对其波长进行检测验证。

自动生化分析仪常用的工作波长是 340 nm，NADH 或 NADPH 在该波长处有特异性吸收峰，其摩尔吸光系数为 6.22×10^3 L/(mol·cm)，在自动生化分析仪上测定其溶液（已知浓度值）的吸光度，从而计算出其摩尔吸光系数，与已知摩尔吸光系数进行比较，从而对自动生化分析仪的波长进行验证。目前 NADPH 标准品很少且稳定性差，无可操作性。本实验使用己糖激酶法测定葡萄糖。用此方法测定葡萄糖时，在零级反应期 NADPH 的生成量和消耗的葡萄糖物质的量相等。葡萄糖的标准品（已知浓度值）反应一段时间终止，NADPH 生成的物质的量等于标准品的葡萄糖物质的量，从而计算 NADPH 的摩尔吸光系数。

仪器描述

同自动生化分析仪。

实验步骤

（1）检查工作环境和仪器状态后开启自动生化分析仪，进行仪器的维护保养，检查光源灯并查看其值是否在要求的范围内，输入本实验所需的分析参数（反应波长：340 nm；反应类型：终点法；反应时间：10 min；样本和试剂比例参照试剂说明书等）。
（2）将葡萄糖标准溶液放置于样品盘，重复测定 10 次，从自动生化分析仪查出其反应

10 min 的吸光度（A 值），记录并计算出平均吸光度（$\overline{A}$）。

（3）计算测定的摩尔吸光系数，公式如下：

$$C_{NADPH} = C_{GLU} V_S / V_t$$

摩尔吸光系数 $\varepsilon[L/(mol \cdot cm)] = \overline{A}/(b \cdot C_{NADPH})$

式中：C_{GLU} 为葡萄糖标准品浓度；V_S 为葡萄糖标准品使用体积；V_t 为测试时使用液体的总体积；b 为液层厚度。

（4）将上步所得摩尔吸光系数 ε 和标准摩尔吸光系数比较，计算得出相对偏差。

计算测定值与标准值的相对偏差（不计正负号）。计算公式如下：

$$相对偏差 = \frac{测定值 - 标准值}{标准值} \times 100\%$$

数据记录与处理

（1）记录测定步骤，包括日期及过程。

（2）将检测数据及数据分析结果记录在表 12-1 中。

表 12-1 A 值和 $\overline{A}$ 值记录表

仪器型号：_____ 检测项目：_____ 波长：_____ nm

次数	1	2	3	4	5	6	7	8	9	10	$\overline{A}$ 值
A 值											

相对偏差：_____ 检测结论：_____

测定时间：_____ 检测者：_____

（3）根据公式计算得出测定的摩尔吸光系数 ε，已知标准摩尔吸光系数，由上面的公式计算相对偏差。

（4）评价测定结果，相对偏差不大于 3% 为合格。

注意事项

（1）使用自动生化分析仪进行检测前，要对仪器进行必要的维护和保养。

（2）用己糖激酶法测定葡萄糖时要选择高纯度、高质量的试剂，如高纯度的葡萄糖标准品，这样才能保证实验结果的准确度。

（3）重复测定 10 次标准品的 A 值，需计算其 CV，如 CV 大于 5%，则需要重新测定，新数据的 CV 在 5% 之内才可用于计算，以减少随机误差。

（4）测定结果相对偏差超过 3%，应请厂家工程师对仪器进行光学系统检测和维护。

思考题

（1）简述自动生化分析仪波长验证的目的。

（2）简述自动生化分析仪波长验证的基本原理。

（3）自动生化分析仪波长验证的注意事项主要有哪些？

（张丽琴）

实验 13　电解质分析仪的常见故障及排除

实验目的

（1）掌握电解质分析仪的实验原理、基本构造。
（2）熟悉电解质分析仪的常见故障及其排除方法。

实验器材

电解质分析仪、电极内充液、电极清洗液、玻璃电极清洗液、去蛋白清洗液、定标液、质控液等。

实验原理

电解质分析仪利用离子选择电极作为指示电极，甘汞电极作为外参比电极，两者与毛细管通路中的待测样品接触，共同组成工作电池。指示电极敏感膜与溶液中待测离子发生特异性响应，以膜为相界面发生待测离子的交换和扩散，从而产生跨膜电位，并与内参比电极组成离子选择电极的电极电位。电位值大小与待测离子浓度符合能斯特方程。电解质分析仪通过仪器的电路系统，把电极产生的电位放大、模数转换后以相应的结果显示或打印出来。

电解质分析仪的管路和多通阀较多，易受血液样本中蛋白质、脂类的黏附污染，特别是在测量毛细管通路过程中，严重时会发生堵塞。敏感的指示电极易受仪器性能波动及环境条件变化的影响，产生不稳定的检测信号。这些问题都会导致电解质分析仪不能正常工作。对于一些常见故障的判断和排除是非专业维修人员能够进行的，也为电解质分析仪正常工作提供保证。

仪器描述

电解质分析仪主要由电极系统、进样及液路系统、控制及显示系统和信号处理系统组成。

1. 电极系统

它由指示电极和参比电极组成。现代电解质分析仪将各个指示电极按规律排列，并与测量毛细管做成一体化的结构，使各电极对接在一起时自然形成完整的测量毛细管的通路。这种结构的主要优点是使各离子选择电极的敏感膜面积最大化，有效缩短电极响应时间和检测项目的分析周期。先进的仪器采用免维护电极，使日常的维护变得极其简单。仪器设有自动电极维护系统,不需人工保养,极大地延长了电极寿命。但不同厂家、不同型号的电极形状不同,往往不能通用。

2. 进样及液路系统

它由标本盘、采样针、进样感应器、液路管道、蠕动泵、多通阀等组成。其中进样感应器利用光电感应的原理控制合适的进样量;蠕动泵提供吸液动力;多通阀控制样品、定标液、清洗液、废液通向。液路系统是电解质分析仪中结构最复杂,也是最容易出现故障的部分,同时也是日常维护保养中需要重点注意的地方。

3. 控制及显示系统

它由人机对话按键、液晶显示器组成。它能实现测定程序输入、参数设置、结果查询等功能。

4. 信号处理系统

它包括主信号放大器、变换器(电极、标本检测器)和其他电子系统间的界面。它负责将离子选择电极产生的微小信号经放大电路放大并转换为数字信号。

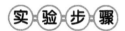

现以 HC-9886 型电解质分析仪为例介绍常见故障与排除。

1. 吸液故障

吸样不畅的原因主要有以下 4 种,沿着"由简单到复杂"的思路来检查。

(1) 检查管路各个接口(包括电极之间、电极与阀之间、电极与泵管之间)的连接管有无漏气,此种现象表现为不吸样。

(2) 检查泵管是否粘连或过于疲劳,此时应更换新泵管。现象表现为泵管发出异常声音。

(3) 各管道内尤其是各接头处有蛋白沉淀,此种现象表现为液流不稳,即使换了新泵管也是一样,解决办法为取下各接头并用水清洗干净。

(4) 阀本身有问题,要仔细地检查。若发生堵塞,用专用丝线疏通后冲洗干净;若阀已损坏,应更换新的。

2. 电极漂移与失控的原因及处理

(1) 电极漂移最常见的原因是地线未接好,应检查地线;检查漂移的电极银棒是否未插入信号插座或接触不良。

(2) 电压不稳定,最好接 UPS 电源或质量较好的稳压电源(质量差的稳压电源会引起电极漂移)。

(3) 避免电磁干扰,功率较大的设备应尽量远离本仪器,独立设置电源。

(4) 检查标准溶液及清洗液是否已用完;检查流通池中参比内充液是否太少,应及时注满。

(5) Na 电极、pH 电极漂移时应用玻璃电极清洗液清洗电极,再用蒸馏水反复冲洗至漂移降低或消失。

(6) 如果电极全部漂移,则应检查参比电极是否已过有效期。

(7) 定位不好,造成溶液未全部浸没电极,应重新进行定位操作。

(8) 参比电极上方有气泡,应轻拍流通池,将气泡移到 Na 电极上方。

(9) 试剂过期或被污染,检查 A、B 标准溶液及清洗液瓶,观察是否有絮状沉淀。

(10) 实验室温度变化较大,影响了能斯特方程式中温度"T"的恒定,造成定标参数的漂移,因此要求实验室温度恒定。

3. 电极斜率降低的处理

电极斜率低,将造成测试线性不好,有时也影响电极的重复性,其主要原因及处理办法如下。

(1) 电极膜板上吸附蛋白质过多:Na 电极和 pH 电极用专门的清洗液清洗,其余电极可用蛋白清洗液(一片蛋白酶溶解在 30 mL 0.1 mol/L 的盐酸中)反复清洗,清除蛋白,然后用 PVC 清洗液冲洗数次,定标,稳定后再行样本测定。

(2) 空气湿度太大:主要对 Na 电极和 pH 电极有影响,应选用抽湿机进行抽湿,必要时可在测量前用电吹风将 Na 电极、pH 电极、信号板加热及去潮。

(3) 实验室温度太低:主要对 Na 电极和 pH 电极有影响,将室内温度升至合适的温度。

(4) 电极已老化:需要更换电极。

4. 测试样本出现异常值的原因及解决方法

当测试样本时,如果出现异常值,按以下步骤进行检查。

(1) 附近是否有大功率电器(如离心机、电冰箱)开动或漏电,造成电压波动。

(2) 测试时吸入凝固血块;若有血凝块存在,可将存在血凝块的部件取下,用不带针头的注射器利用水的压力将血凝块冲出。

(3) 样品溶液未到位。查看定位是否良好,如果溶液到位不好,可用服务程序中的重新定位程序来调整。

(4) 检查盛装样本的容器是否被污染,是否有消毒液等物质残留。

(5) 查看校正因子是否正确,如有异常,可将校正因子清除。

(6) 是否长时间未标定,可重新标定后再测样本。

数 据 记 录 与 处 理

仪器故障及处理记录于表 13-1 中。

表 13-1 电解质分析仪故障记录表

仪器名称及型号:	
仪器故障代码/故障表现	
故障发生原因	
故障处理方法及过程	
处理效果	
维护者:	维护时间:

注 意 事 项

(1) 故障处理的方法必须严格按照产品说明书进行。

(2) 故障原因的判断应遵循"由易到难"的原则进行。

(3) 故障现象及处理过程必须详细地进行书面记录。

(4) 故障解除后必须重新进行定标,仪器才能正常工作。

思考题

(1) 哪些原因会导致液路堵塞,如何处理?

(2) 维护保养后能否立刻进行样品测定,为什么?

(3) 哪些情况下需要更换电极?

(王旭东)

实验 14 标本中常见干扰物质对电解质分析仪测定的影响及排除

实验目的

(1) 掌握标本中常见干扰物质对电解质测定的影响。
(2) 熟悉干扰因素对实验结果造成的误差的评价。
(3) 熟悉去除干扰因素的方法。

实验器材

电解质分析仪;定标液,质控血清,空白血清(利用离子交换树脂去除 Na^+、K^+、Cl^-、Ca^{2+})、乳糜标准物,新鲜血清;NaN_3、NaI、NaCl(分析纯);玻璃试管(10 mL)若干等。

实验原理

常用电解质分析仪使用离子选择电极(ion selective electrode, ISE)作为电化学传感器。离子选择电极电极电位的测量值和待测离子活度间的定量关系符合能斯特方程式,电极的核心是对被测离子具有选择性响应的敏感膜。理想的离子选择电极应只对一种特定的离子产生能斯特响应,但实际上电极会受到被测溶液中共存物质的干扰。常见干扰包括特异性干扰和非特异性干扰,例如:同为卤族的碘离子对氯离子选择电极的选择性干扰;NaN_3分解出叠氮根离子对氯离子选择电极的选择性干扰;脂浊和 NaN_3 对大多数电极的非特异性干扰。临床中常采用干扰试验测定和评价误差,以评价干扰对测量结果的影响程度。

NaN_3 是质控血清中常用的防腐剂;较高浓度碘离子存在于进行大剂量的碘剂治疗的患者标本中;脂浊标本源于部分高脂血症患者。标本中共存物质带来的干扰,如果在允许误差范围内不会影响测定结果;否则应对标本进行相应处理。

仪器描述

电解质分析仪主要由电极系统、进样及液路系统、控制及显示系统和信号处理系统组成。各部分的主要部件及相应功能见表 14-1。

表 14-1 电解质分析仪主要结构及相应功能

组成部分	各部分主要部件	相应功能
电极系统	指示电极、参比电极、分析箱	对接各电极形成测量毛细管,对溶液中的待测离子产生响应,给出测量的电极电位,供定量分析用
进样及液路系统	采样针、毛细管道、进样感应器、蠕动泵、多通阀、驱动马达	提供吸液动力;控制样品、定标液、清洗液、废液流向
控制及显示系统	人机对话按键、液晶显示器	测定输入程序,设置参数,查询结果
信号处理系统	放大电路	将离子选择电极产生的微小信号放大并转换为数字信号

在指示电极中,Na^+ 电极、Cl^- 电极为固膜电极,敏感膜易受特异性和非特异性因素的干扰;K^+ 电极、Ca^{2+} 电极属于液膜电极,膜响应的选择性高,主要受非特异性因素的干扰。

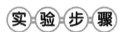

(一)共存物质对氯离子选择电极的测量干扰

(1) 用空白血清和 NaCl 配制混合血清:准确称取 NaCl 0.5260 g,溶于 100 mL 空白血清中成为混合血清,其氯离子的浓度是 90 mmol/L。

(2) 在三支试管中分别加入 9 mL 混合血清,标记为 1、2、3 号管。

(3) 配制 30 mmol/L 的 NaN_3、NaI 溶液各 10 mL。

(4) 在 1 号管中加入去离子水 1 mL;在 2 号管中加入 NaN_3 溶液 1 mL;在 3 号管中加入 NaI 溶液 1 mL。

(5) 将电解质分析仪进行清洗、定标,待质控合格后,分别测定 1、2、3 号管中氯离子的浓度,并记录数据。

(6) NaN_3、NaI 会对氯离子选择电极造成特异性干扰,使氯离子浓度测定值偏大,出现正误差。若干扰值大于 4.5 mmol/L,则判定存在干扰,需要对标本进行相关处理。

(二)脂浊标本对电解质分析仪电极的干扰

(1) 在 4 个试管中分别加入 9 mL 新鲜血清,标记为 1、2、3、4 号管。

(2) 在 1 号管中加入去离子水 1 mL;在 2 号管中加入浊度为 600 NTU 的乳糜标准物 1 mL;在 3 号管中加入浊度为 1800 NTU 的乳糜标准物 1 mL;在 4 号管中加入浊度为 3000 NTU 的乳糜标准物 1 mL。不同浊度的乳糜标准物模拟了临床常见的轻、中、重度脂血影响。

(3) 将电解质分析仪进行清洗、定标,待质控合格后,分别测定 1、2、3、4 号管 Na^+、K^+、Cl^-、Ca^{2+} 浓度并记录数据。

(4) 轻、中度脂浊对电解质分析仪测定结果影响不大,重度脂浊由于存在电解质排斥效应会使电解质测定结果偏低,出现负误差。若干扰值大于每种离子的允许误差范围则判定存在干扰,需要进行相关处理。

(三)干扰的排除

(1) 若步骤(一)的实验结果显示 NaN_3 和 NaI 的干扰超过允许误差范围,则可进行以下处理。

① 更换使用以硫柳汞为防腐剂的质控血清,避免 NaN_3 的影响。

② 对于碘离子的干扰必须改用酶法测定 Cl^- 浓度。正常人血清中的碘离子含量很低($40\sim50~\mu g/L$),而服用大剂量碘剂治疗则可使碘离子含量升高 $40\sim100$ 倍,使氯离子选择电极对碘离子的响应不能忽略,从而对氯离子测定造成干扰。

(2) 若步骤(二)的实验结果显示一定程度的脂浊对测量结果有干扰,可以使用高速离心的方法排除:将脂浊血清加盖密封,经高速离心(RCF $7000g$)8 min,血清分为两层,吸取下层澄清液用于测量。如果未经处理直接测定了轻、中度脂浊标本后应多次清洗液路系统,防止脂肪附着在电极敏感膜上导致电极性能下降,出现负误差。

数据记录与处理

NaN_3 和 I^- 对氯离子选择电极的干扰的相关实验数据及处理结果记录于表 14-2,脂浊对各电极干扰的实验数据及处理结果记录于表 14-3。

表 14-2 NaN_3 和 I^- 对氯离子选择电极的干扰

试管编号	1	2	3
C_{Cl^-} /(mmol/L)			
干扰值$_{NaN_3}$			
干扰值$_{NaI}$			

操作者:_____ 时间:_____

注:用式(14-1)计算 NaN_3 对氯离子测量带来的误差;用式(14-2)计算碘离子对氯离子测量带来的误差,评价干扰的大小。

$$干扰值_{NaN_3} = C_2 - C_1 \tag{14-1}$$

$$干扰值_{NaI} = C_3 - C_1 \tag{14-2}$$

表 14-3 脂浊对各电极的干扰

测量值(C)/(mmol/L)	1	2	3	4	干扰值$_{脂浊}$
Na^+					
K^+					
Cl^-					
Ca^{2+}					

操作者:_____ 时间:_____

注:用式(14-3)计算不同浊度脂浊对各电极测量带来的误差,评价干扰的大小。

$$干扰值_{脂浊} = C_N - C_1 \tag{14-3}$$

注意事项

(1) 为保证电解质测定结果的准确性,实验前必须做好相应的准备工作,特别是质量控制应符合要求,以保障分析数据准确可靠。

(2) 不同厂家、不同批号的质控血清中 NaN_3 的浓度不同,在实际工作中应根据实验数据选择使用合适的质控血清。

（3）不同厂家、不同型号的电解质分析仪电极的抗干扰能力不同，同一浓度干扰物造成的干扰值大小也不同，在实际工作中需要注意。

思 考 题

（1）常见的对电解质分析仪测定的影响因素有哪些？

（2）误差的大小与哪些因素有关？

（3）去除干扰有哪些方法？

（王旭东）

实验 15　化学发光免疫分析仪的使用与常见故障的排除

实验目的

（1）掌握化学发光免疫分析仪的工作原理和基本构造。
（2）熟悉化学发光免疫分析仪常见的故障与排除方法。

实验器材

化学发光免疫分析仪、样品架、去离子水、无水酒精、棉签、洗耳球等。

实验原理

化学发光免疫分析仪是通过检测患者血清对人体进行免疫分析的医学检验仪器。

化学发光是一种特异的化学反应。有机分子吸收化学能以后发生能级跃迁，产生一种高能级的电子激发态不稳定的中间体，当其返回到稳定的基态时发出光子，即为化学发光。化学发光免疫分析是将具有高灵敏度的化学发光测定技术（用光反应表示被测的免疫成分浓度）与高特异性的免疫反应相结合，用于各种抗原、半抗原、抗体、激素、酶、脂肪酸、维生素和药物等的检测分析技术。

各类化学发光免疫分析仪在使用过程中不可避免地会出现故障。故障时机内故障检测系统能及时指示出故障的发生部位和故障代码，参照说明书可以查询到故障发生的原因和处理办法。在临床实际工作中，如果遇到故障不能及时解决，将会影响检测工作的顺利进行而不能及时出报告，也会影响仪器的使用寿命。

仪器描述

现以 ACCESS2 全自动微粒子化学发光免疫分析仪为例进行介绍。

ACCESS2 全自动微粒子化学发光免疫分析仪主要由分析仪主机和微机两部分组成。主机主要包括转盘模块、主探针模块、分析模块、电路模块、液路模块，主机的运行由微机控制。各部分包括的主要部件和相应功能见表 15-1。

表 15-1　ACCESS2 全自动微粒子化学发光免疫分析仪结构及功能

主要部分		各部分主要部件	相应功能
主机	转盘模块	样品转盘、试管探测器、试剂转盘、条码阅读器	样品管与试剂瓶的识别和运转
	主探针模块	主探针导轨、主探针、精密度泵、超声波发生器	加样、加液、清洗和混匀
	分析模块	RV 装载器、清洗/检测转盘、光电倍增管、孵育带	免疫反应和发光反应检测
	电路模块	硬盘驱动器、电路板、电源	提供电源、与外围设备连接通信,信号传感,电机运转控制,超声控制
	液路模块	探针冲洗塔、清洗泵、真空泵、蠕动泵、基质液泵、废液罐、清洗臂	转运基质液、去离子水与清洗液,排出废液
微机		计算机	参数设置、数据处理、故障诊断以及仪器运行状态监控和温度、工作电压显示等

实验步骤

(一) 仪器操作

1. 开机和初始化

启动 PC 打开操作系统→打开主机电源开关→选择需要初始化的选项进行初始化。

2. 装载试剂和更换耗材

通过主菜单查看试剂状态→根据需要分别打开各相应仓门更换基质液、反应管 RV、废液和固体废物袋→装载新试剂→返回主菜单。

3. 定标

输入定标液信息→将定标液吸入样品杯并将其放入定标架→执行定标程序→查看结果。

4. 样品检测

输入样品编号和选择检验项目→将样品管(杯)放入样品架中已设定的位置→执行检测程序。

由于本机是 24 h 待机设计,无特殊原因无须关机。

(二) 常见故障的设置及排除

1. 光电传感器故障设置及排除

(1) 故障产生的原因:①传感器沾染灰尘;②两个 RV 管计数器的工作电压不正常;③传感器损坏。

(2) 故障设置:调节两个 RV 管计数器的工作电压,使有 RV 管时的电压小于 3.9 V。

(3) 故障表现及显示:光电传感器不能检测到 RV 管,仪器无法正常工作;仪器显示"NO VESSEL"或者"DEVICE FAILURE"。

(4) 故障的排除:针对光电传感器的污染,可用无水酒精轻轻擦拭光电传感器,做 HOME 系统初始化即可排除故障。若不能排除故障,可调节 RV_1、RV_2 计数器电压:在没有 RV 管时的电压为 1.0～1.3 V,有 RV 管时的电压大于 3.9 V。如果仍然不能解决,可更换光电传感器。

2. 真空压力报错故障设置及排除

真空压力故障是比较常见且容易排除的故障,要按照一定流程耐心排查,找到问题所在并予以排除。

(1) 故障产生的原因:①真空压力传感器故障;②真空泵工作异常;③真空阀内部污浊;④真空环路中存在泄漏现象。

(2) 故障设置:在运转正常的仪器上,选择以下一种或两种措施使仪器真空压力测试异常。

① 降低真空泵功率,使真空压力测试时,真空压力无法短时间内达到要求的压力。

② 弃用仪器废液罐,直接把废液排到普通容器或下水管道中。

③ 拧松真空环路中某处管道接口的连接管。

(3) 故障的表现和显示。

① 执行真空压力测试,真空泵启动时,仪器显示"真空值低于限度"。

② 真空泵停止工作后,仪器显示"真空瓶存在泄漏"。

(4) 故障的排除:可借助真空压力测试程序来发现和处理真空压力报错故障,基本原则是从简单到复杂逐一排除。

① 执行真空压力测试。

② 不启动真空泵时,观察真空压力数值显示是否在-5PSI～+5PSI 范围内,判断是否存在真空压力传感器异常。

③ 启动真空泵后,观察真空环路压力升高是否很缓慢或总不能达到 500PSI,判断是否存在真空泵与真空阀工作异常。

④ 真空泵停止工作后,环路真空压力是否下降得很快(下降速度大于 10 PSI/s),观察各连接处是否密封,各管路是否老化破裂导致漏气。

3. 主移液器故障设置及排除

(1) 故障发生原因:主探头部分阻塞。

(2) 故障的设置:在容易疏通的部分阻塞主探头(或"注入容易清除的液体样本使主探头部分阻塞")。

(3) 故障的表现和显示:主移液器压力传感异常,在分配液体时压力过高,仪器显示为"QNS"或者"CLT"。

(4) 故障的排除:检查主移液器与精度泵阀之间的接口处以及支管的所有液流接口处是否存在泄漏和沉积物,如发现沉积物,可能是由于主探头部分阻塞引起各接口处松开,先修复和紧固各处连接。继续检查 RV 传送器中反应容器 RV_1 和 RV_2 位置是否存在结晶沉淀,若存在结晶沉淀,说明主移液器在分配液体时压力过高,存在主探头部分阻塞现象,需进行主探头堵塞的排除。运行特殊清洁程序清洗主探头管道,若效果不理想,可取下主探头,用合适的细钢丝疏通(手法要轻柔,不能使主探针弯折),再用注射器吸取生理盐水反复冲洗主探针内部,重新装上主探头或更换主探头。

数 据 记 录 与 处 理

仪器故障及处理记录于表 15-2 中。

表 15-2　仪器故障及处理记录表

仪器名称及型号：	
仪器故障代码/故障表现	
故障发生原因	
故障处理方法及过程	
处理效果	
维护者：	维护时间：

注意事项

（1）化学发光免疫分析仪属于精密仪器，使用中应严格遵守操作规程，注意恒温、避开强光和强磁场。

（2）故障的排除需谨慎，临床检测中发生故障无法解决时应及时求助于厂家工程师。

思考题

（1）简述化学发光免疫分析仪的工作原理。

（2）简述 ACCESS2 全自动微粒子化学发光免疫分析仪的基本结构。

（3）化学发光免疫分析仪常见的故障有哪些？如何排除？

（金　丹）

实验 16　琼脂糖凝胶电泳仪的使用与调校

实验目的

(1) 熟悉全自动琼脂糖凝胶电泳仪的基本操作。
(2) 熟悉全自动琼脂糖凝胶电泳仪的基本结构与工作原理。
(3) 了解全自动琼脂糖凝胶电泳仪的灵敏度、精确度调校方法。

实验器材

全自动琼脂糖凝胶电泳仪、吸光度扫描仪、一次性加样梳、琼脂糖凝胶片、带有缓冲溶液的条带、氨基黑染液(300 mL 以上)、脱色液(1 L 以上)、洗涤液、点样板、薄滤纸、移液器(20 μL、500 μL)和吸液嘴若干、定值质控血清、新鲜血清标本等。

实验原理

在直流电场的作用下,带电胶体微粒在一定介质里会向着与其所带电荷极性相反的电极方向移动,这种现象称为电泳。利用带电粒子在电场中迁移速度不同而达到对样品分离、鉴定或提纯的技术称为电泳技术。

以琼脂糖凝胶为支持物的蛋白电泳是以区带电泳为基础、在合适的支持介质——琼脂糖上进行的电泳,是临床实验室中常用的蛋白质分析技术。它可以对血清或其他体液中的异常蛋白质进行筛选。在给定的 pH 值条件下,血清中的蛋白质根据其所带电荷数可分离成 5 种片段:白蛋白、α_1-球蛋白、α_2-球蛋白、β-球蛋白和 γ-球蛋白。每一区带含有一种或多种血清蛋白质。

仪器描述

琼脂糖凝胶电泳仪是医院常用的检测设备,其结构分为可控制单元(包括电源、电泳槽和恒温循环冷却装置)和染色单元两个部分,整个电泳过程包括点样、电泳、固定、干燥、染色、脱色、扫描及结果处理。其中电泳槽是电泳分析系统的核心部分,温度控制系统用于电泳槽的升温和降温。

实验步骤

(一) 电泳仪的使用过程

现以 SEBIA 全自动琼脂糖凝胶电泳仪为例进行介绍。

1. 选择程序

开机自检完成后，在菜单上选择"protein"程序。

2. 点样

① 从试剂盒中取出点样梳一只，平放在桌面上，使数字面对自己。

② 取样 10 μL，加入点样架的一个孔穴中；然后更换吸液嘴进行下一样品点样，整个过程要在 2 min 内完成。

3. 保湿

从冰箱中取出保湿盒，将点样架倒立在盒中，保湿时间应大于 5 min。

4. 挂缓冲条

从试剂盒中水平地取出一包电极缓冲条，并水平地挂在电泳架两电极端头。

5. 放胶片

从试剂盒中取出琼脂胶片，放在一个平面上，然后取出一张滤纸平铺在胶片上，待滤纸湿润后立即除去；用移液器吸入 200 μL 蒸馏水，滴注在电泳仪平板方框的下 1/3 位置上。将去湿后的胶片正向一边抵住电泳平板方框的凸出缘上，以弧状向下放胶片，使水分均匀分布在胶片与平板之间(注意不要留有气泡)，然后放下电泳的标本梳支架。

6. 放样品

从保湿盒中取出点样梳，从中间折断，将有滤纸的一半放在电泳架的槽口中。如 15 人份应放在 6 号位上；30 人份应放在 3 号位和 9 号位上；54 人份应放在 2 号位、6 号位和 10 号位上。

7. 电泳

将电泳槽盖放下，电泳室关闭，按开始键"▶"；听到"咔嚓"声，电泳舱盖自动锁定，仪器自动在 20 ℃ 的恒温恒流下进行电泳，7 min 后升温至 65 ℃，烘干凝胶后降温至 40 ℃，电泳舱盖解锁(电泳过程中指示灯变红并处于闪动状态)。

8. 染色、脱色

取出已烘干的胶片放在仪器右边的胶片架中，然后插入机器染色缸内，选择"protein"染色程序并按 Start 键开始染色、脱色和烘干，约 20 min 后整个过程结束。冷却后染色缸被解锁。

9. 扫描

将已染色胶片反面向上放入吸光度扫描仪框内；启动扫描仪程序，在 570 nm 波长下进行扫描，仪器给出每个标本各项蛋白质测定的结果。预览各区带图形，给出各区带的蛋白质百分比含量，可根据总蛋白质量计算各区带的蛋白质含量。

10. 参考值区间

白蛋白	60.0%～71.0%
α_1-球蛋白	1.4%～2.9%
α_2-球蛋白	7.0%～11.0%
β-球蛋白	8.0%～13.0%
γ-球蛋白	9.0%～16.0%

(二)电泳仪的性能指标验证、调校

1. 电泳时间的选择

本实验的目的是考察电泳时间和效果之间的关系,取 5~10 份不同的标本,分别电泳 10 min、15 min、20 min、25 min 和 30 min,观察各区带的分辨情况,根据电泳效果选择最佳电泳时间。

2. 电泳仪灵敏度的临床验证

选择临床确诊的骨髓瘤、肾病、肝功能异常患者及健康体检者标本各 5 例,采用琼脂糖凝胶电泳分析。观察电泳图谱,扫描并计算各区带结果,分别判断健康体检者与病理标本的检出异常率,如果健康体检者的异常率高,说明特异性较差,如果患者的异常率低,说明灵敏度较低。计算公式如下。

$$检出异常率 = \frac{异常区带数}{总条带数} \times 100\%$$

3. 电泳仪的精密度

用同一份定值质控血清,在同一块凝胶板上连续点样 15 次进行电泳,对扫描结果进行统计分析,得出各区带测量值的平均值、标准差 SD 及精密度 CV,并记录数据,要求 CV<10%。如果 CV>10%,说明仪器的精密度较差,应查找原因,如仪器电源电压是否稳定,所用器材是否符合要求,操作过程是否规范等。必要时重复测定。

数据记录与处理

将实验数据记录于表 16-1 中。

表 16-1　全自动琼脂糖凝胶电泳仪的精确度测试($n=20$)

项目	平均值 $\bar{x}$	标准差 SD	精密度 CV
白蛋白			
α_1-球蛋白			
α_2-球蛋白			
β-球蛋白			
γ-球蛋白			

注意事项

(1) 为达到最佳检测效果,同一试剂盒内的所有组分必须一并使用。

(2) 电泳与染色过程中,胶片和点样梳始终面对自己,不可放错!

(3) 放置胶片时要成弧形放下,目的是将胶片与底板之间的气泡赶出,使之紧密接触。

(4) 氨基黑染液必须按照试剂盒内使用说明配制,否则会降低蛋白质片段的检测效果。

(5) 用薄滤纸吸去凝胶表面多余的液体时,接触时间不能太长,应快速移去,以免凝胶脱水。

思 考 题

（1）简述全自动琼脂糖凝胶电泳仪的工作原理。
（2）简述全自动琼脂糖凝胶电泳系统的结构。
（3）简述全自动琼脂糖凝胶电泳仪的性能指标验证、调校过程。

（李兴武）

实验 17　高效液相色谱仪主要性能指标的测定

实验目的

(1) 掌握高效液相色谱仪主要性能指标的测定方法。
(2) 熟悉高效液相色谱仪的结构。
(3) 熟悉高效液相色谱仪的基本操作。

实验器材

高效液相色谱仪一台,包括二元梯度泵、进样器、柱温箱、紫外检测器;十八烷基硅烷键合硅胶色谱柱(C_{18}柱);超声波发生器;旋涡混合器;茶碱、可可碱对照品;醋酸钠、冰醋酸(分析纯);无水甲醇、乙腈(色谱纯);双蒸水、容量瓶等。

实验原理

高效液相色谱法(high performance liquid chromatography,HPLC)是一种将样品溶液中各复杂组分先分离后分析的现代分析技术,在治疗药物监测领域中发挥着重要作用。如治疗支气管哮喘、肺气肿等疾病常用的茶碱,由于其治疗窗窄($10\sim 20$ μg/mL),易引起头晕、心悸、心律失常、血压剧降、惊厥等中毒症状,成为常规监测药物之一。色谱条件和系统适用性是高效液相色谱法的必备基础,为取得准确可靠的分析数据,分析前应对高效液相色谱分析系统的主要性能指标进行测试评估,优化色谱条件,以满足对被测样品分析质量的要求。

高效液相色谱仪主要性能指标的测定,通常包括色谱柱的理论塔板数(n)、分离度(R)、重复性和拖尾因子(T)等四个参数的确定。

n:评价色谱柱的分离效能。
R:评价待测组分与相邻共存物或难分离物质之间的分离程度。
重复性:评价连续加样中,色谱系统响应值的重复性能。
T:评价色谱峰的对称性。

其中 R 和重复性尤为重要。用规定的对照品溶液在规定的色谱系统中进行测定,并可对色谱系统的条件进行适当调整,以满足要求。

仪器描述

高效液相色谱仪由高压输液系统、进样系统、分离系统、检测系统、数据处理及记录系统等5大部分组成(见图17-1)。

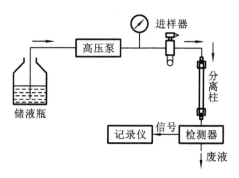

图17-1 高效液相色谱仪的结构

高压输液系统含二元梯度泵,可以实现两个不同组成的流动相在色谱系统中的梯度洗脱,以选择合适的流动相配比;进样系统中定量管可准确进样;色谱分离系统的核心是色谱柱,C_{18}柱是反相分配色谱柱,其填充物是十八烷基硅烷键合硅胶颗粒;紫外检测器能测定大部分的有机化合物;数据处理系统可以准确记录数据、描绘色谱图和处理分析数据。

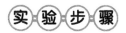

(一)色谱条件

色谱柱:C_{18}柱。

流动相:醋酸盐缓冲溶液(取醋酸钠1.36 g,加水100 mL使溶解,加冰醋酸5 mL,再加水稀释至1000 mL,摇匀,在超声波发生器上脱气处理15 min)-乙腈(93∶7)。

流动相流速:0.8 mL/min。

柱温:25 ℃。

检测波长:205 nm。

进样量:20 μL。

在此条件下,含茶碱对照品、可可碱内标物的空白血清色谱图上两峰良好分离无干扰。

(二)标准溶液配制

分别准确称取经105 ℃干燥至恒重的茶碱对照品、可可碱内标物,分别置于25 mL容量瓶中,加入甲醇溶解并定容至刻度,得茶碱、可可碱标准储备液(100 μg/mL),于4 ℃冰箱储存。使用时加适量标准储备液于空白血清中,配制为含茶碱和可可碱各10 μg/mL的标准溶液,作为参数测定溶液。

(三)血清样品处理

精密量取血清样本0.2 mL,置于1.5 mL尖底塑料离心管中,加入甲醇0.5 mL,涡旋3 min,以12000 r/min转速离心5 min,取上清液,经0.45 μm过滤器过滤,取20 μL进样。

(四)色谱仪主要性能指标的测定方法

1. HPLC仪的基本操作

按照仪器使用说明书,打开仪器,自检完成后进入操作模式。待仪器液路和电路系统达到平衡,色谱基线平直时,即可进样分析。

2. 理论塔板数(n)、分离度(R)和重复性的测定

在规定的色谱条件下,吸取已按"(三)血清样品处理"方法处理的系统适用性试验溶液 20 μL 进样。重复进样 5 次,记录色谱图和相关数据。

3. 拖尾因子(T)的测定

在记录第 2 项实验数据时,同时测量并记录 5% 峰高处的峰宽($W_{0.05h}$)、峰顶至峰前沿之间的距离(d)。

测量示意图见图 17-2。

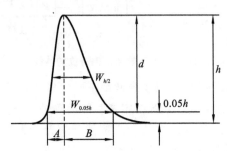

图 17-2 $W_{0.05h}$ 和 d 的测量示意图

数 据 记 录 与 处 理

1. 理论塔板数(n)和分离度(R)的测定

用式(17-1)或式(17-2)计算理论塔板数,用式(17-3)计算分离度,将原始数据和计算结果记录在表 17-1 中。

$$n = 16\left(\frac{t_R}{W}\right)^2 \tag{17-1}$$

式中:n 为理论塔板数;W 为色谱峰宽;t_R 为色谱峰保留时间。

$$n = 5.54\left(\frac{t_R}{W_{h/2}}\right)^2 \tag{17-2}$$

式中:$W_{h/2}$ 为色谱峰半峰宽度。

$$R = \frac{2(t_{R_2} - t_{R_1})}{W_1 + W_2} \tag{17-3}$$

式中:R 为分离度;t_{R_1}、t_{R_2} 分别为茶碱和可可碱色谱峰的保留时间;W_1、W_2 分别为茶碱和可可碱色谱峰的峰宽。

表 17-1 理论塔板数(n)和分离度(R)的测定

测定次数	1		2		3		4		5		平均值	
	茶碱	可可碱	茶碱	可可碱	茶碱	可可碱	茶碱	可可碱	茶碱	可可碱	茶碱	可可碱
t_R												
W												
n												
R												

计算 n 和 R 的平均值。理论塔板数按茶碱峰计算不低于 5000,可可碱峰与茶碱峰的

分离度应大于 2.0。

2. 重复性的测定

记录保留时间（t_R）和峰面积（A），数据处理结果记录在表 17-2 中。

表 17-2　重复性的测定

测定次数	1	2	3	4	5	平均值	RSD
t_R							
A							

计算 t_R 和 A 的平均值及 RSD，规定两者的 RSD≤2.0%。

3. 拖尾因子

按式(17-4)计算 T 值，数据处理结果记录在表 17-3 中。

$$T = \frac{W_{0.05h}}{2d} \tag{17-4}$$

表 17-3　拖尾因子的测定

测定次数	1	2	3	4	5	平均值
$W_{0.05h}$						
d						
T						

用峰高法定量时，T 值应在 0.95～1.05 之间。

实验结束，对所有的参数进行评价。若部分指标超出规定值时，为满足系统适用性，在不对分析方法做根本改变的情况下，可对色谱条件，如色谱柱的长度、流动相的配比和流速、柱温、检测器的灵敏度等做适当调整。

注意事项

（1）为了确保最终操作结果的有效性，测定主要性能指标前，应做适当的准备工作。

（2）在反相色谱系统中，一定程度上调整色谱分析条件不能总是达到既定要求，这时可选择更换色谱柱。

思考题

（1）可可碱在实验中起什么作用？

（2）若实验所获得的理论塔板数（n）和分离度（R）太小，应该如何改善实验条件？

（余　蓉）

实验 18　糖化血红蛋白仪的使用与评价

实验目的

(1) 掌握糖化血红蛋白仪的工作原理。
(2) 熟悉糖化血红蛋白仪的基本操作。
(3) 了解糖化血红蛋白仪的评价内容。

实验器材

糖化血红蛋白仪；糖化血红蛋白仪配套试剂(洗净液、溶血剂、样品管)与耗材；糖化血红蛋白高值、低值校准品和定值质控品；EDTA-Na_2抗凝的新鲜血液标本。

实验原理

糖化血红蛋白(HbA)是人体血液中红细胞内的血红蛋白与糖的结合产物。其测定方法主要有两大类：第一类是基于糖化与非糖化血红蛋白所带电荷不同，如离子交换层析法、电泳法；第二类是基于糖化与非糖化血红蛋白结构不同，如亲和层析法、免疫法及酶法。糖化血红蛋白仪采用阳离子交换高效液相色谱法测定糖化血红蛋白。当一定量的样品被取样针吸入进样装置内，溶血后释放出红细胞中的 HbA(有的仪器在机外溶血)，并由稀释液稀释进入离子交换柱，样品通过预先编程设置的由低到高离子浓度的缓冲溶液后注入系统，所含血红蛋白的各种组分即与固定相上能移动的离子进行交换，即吸附和解吸作用，在 1 min 以后，血红蛋白中的多种成分被有效、精确地分离；血红蛋白由交换柱流出进入分析通路，在流经光感测量计时，测量其在 415 nm 的吸光度，并与 HbA 标准品吸光度比较，分析计算出结果，最后以百分率表示的血红蛋白组分结果与色谱图一起打印出来。由于在被分离的多个组分中，HbA1c 占 97%，所以通常以此代替总的 HbA。

仪器描述

糖化血红蛋白仪由储液器、脱气器、高压泵、自动进样器(样品溶血与稀释)、色谱柱、梯度洗脱装置和检测器、记录仪等几部分组成(见图 18-1)；其中色谱柱用以分离样品中的各个物质，包括柱管与固定相两部分，是液相色谱仪的核心部件。

实验步骤

现以 HA-8160 糖化血红蛋白仪为例进行介绍。

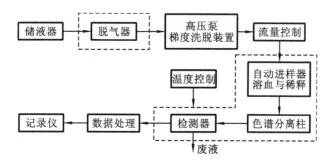

图 18-1 糖化血红蛋白仪结构图

(一) 糖化血红蛋白仪的操作过程

1. 检测前准备

检测前准备包括洗净液瓶中的溶血液和废液瓶中的废液。

2. 开机

等待仪器自检,仪器预热 15 min 以上。

3. 标本准备

选择标本检测模式,用全血标本直接上机进行检测。如选择溶血模式,则需对标本进行溶血处理后上机检测,吸样 4 μL 后将标本置于常规架上。

4. 按"START"键开始检测

每个标本测试时间为 1.5 min 左右,仪器用双波长(415 nm 和 500 nm)检测 HbA1c 及其他组分,自动计算出总糖化血红蛋白值。同时仪器可输出并打印相应的血红蛋白层析谱,其横坐标是时间,纵坐标是百分比。

5. 检测结束

仪器自动停止,返回待机菜单,取下试管架,关闭电源。

6. 参考值区间

HbA1c:4.3%~6.1%。

(二) 糖化血红蛋白仪的评价(可根据实验具体安排进行选择)

1. 精密度

选择临床高值、低值标本分别重复测定 20 次,计算变异系数(CV),记录相关实验数据。

2. 准确度

通过回收试验、干扰试验的结果来评价。

1) 回收试验

取三份含高、中、低糖化血红蛋白的新鲜全血标本分别测定糖化血红蛋白结果后作为基础样本值,再取高值校准品(>15%)以 1∶10 比例分别加入到上述三份基础标本中混匀,作为分析样本,每个样本重复测定 2 次取平均值,记录相关实验数据。

2) 干扰物质的影响

取临床高胆红素(300 μmol/L)和高甘油三酯(10.8 mmol/L)的抗凝全血标本,离心分离得血浆。将分离的血浆与糖化血红蛋白正常值和高值标本混合后,再按上述标本处理方法制备溶血液进行糖化血红蛋白检测,观察胆红素和甘油三酯处理前后的差异。

3. 线性范围

取低值校准品(L)和高值校准品(H),分别按只加低值校准品、3L 与 1H 混合、1L 与 1H 混合、1L 与 3H 混合、只加高值校准品,配制成 5 个系列,分别测定 2 次取平均值。观察实测值与理论计算值的差异以判断其线性范围。

4. 临床标本的检测

取糖尿病患者血液标本 20 份和健康人血液标本 20 份,按照上述方法进行测定。按照参考区间分别计算其异常比率(%)。

数据记录与处理

精密度和回收试验的相关数据与结果处理分别记录在表 18-1 和表 18-2 中。

表 18-1　糖化血红蛋白仪的精确度测试记录表($n=20$)

高值标本(单位:%)		低值标本(单位:%)	
1	11	1	11
2	12	2	12
3	13	3	13
4	14	4	14
5	15	5	15
6	16	6	16
7	17	7	17
8	18	8	18
9	19	9	19
10	20	10	20
平均值		平均值	
SD		SD	
CV/(%)		CV/(%)	

表 18-2　糖化血红蛋白仪的回收试验测试记录表(单位:%)

样本	基础样本值	混合样本				回收率/(%)
		理论值	测定值			
			1	2	平均值	
高值						
中值						
低值						

注意事项

(1) 当 HbA1b 或 HbA1a 结果很低测不出来时,无总糖化血红蛋白值,此时手工输入 HbA1b 或 HbA1a 值为零即可。

(2) 在检测过程中,不能混合或者交换使用批号不同的试剂。

(3) 离子交换色谱法对 pH 值和温度的变化敏感,因此要严格控制 pH 值和温度,以使组分间分离达到最佳效果。

(4) 当更换不同批号的试剂,特别是更换离子交换柱时,仪器必须进行重新校准。

① 拿样品杯 6 只,取溶解的高、低值校准品 500 μL,高值 3 只,低值 3 只。放置在校准专用的黄色样本架上。

② 按"CAL"键,输入校准值,自动校准。

③ 校准结束后,在正常模式下对高、低值校准品测定一次,看测出值是否等于给定的数值。如果符合,校准通过,否则需重新校准。校准通过后再进行测定。

思考题

(1) 简述糖化血红蛋白仪的检测原理。

(2) 简述糖化血红蛋白仪的操作要点及注意事项。

(3) 简述糖化血红蛋白仪性能评价的内容。

(李兴武)

实验 19　酶标仪通道差、孔间差的测试

实验目的

（1）掌握酶标仪通道差与孔间差产生的原因。
（2）熟悉酶标仪通道差与孔间差的测试方法。
（3）熟悉酶标仪的基本结构。

实验器材

酶标仪 1 台、96 孔微孔板若干、微量加样器、甲基橙溶液、蒸馏水等。

实验原理

临床常用的酶标仪以 8 通道为主，即具有 8 个光束和 8 个光电检测器。不同通道的单色光强度和光电检测器响应能力存在微小的差异，这使得各通道间的检测性能存在着差异。当使用不同通道检测同一样本时出现的结果差异，即为通道差。通道差属于仪器本身的系统误差，是评价酶标仪性能的重要指标之一。通道差的大小常用极差值或通道间差异率来表示，其值越小越好。一般要求通道间差异率不大于 1.5%。

酶标仪用塑料微孔作比色分析的容器。由于各厂家生产工艺和质量控制标准的不同，导致不同的酶标板微孔间的吸附强度、透光度等不均一，即产生孔间差。孔间差属仪器外部的固有误差，可以通过校正或者选择质量优良的试剂盒来提高分析结果的准确性。孔间差用各孔检测结果的（$\bar{x} \pm 1.96S$）来表示。

仪器描述

酶标仪主要采用分光光度分析或比色分析，在基本结构和工作原理上与分光光度计相似，主要包括光学系统、信号检测系统、机械控制系统、数据处理单元四个部分。光源发出的复合光，经过单色器（滤光片或光栅）分离的单色光，垂直通过微孔板，最终到达光电检测器。也有部分酶标仪采用后分光光路，光源发出的复合光直接垂直通过微孔板后，再通过单色器分光，到达光电检测器。光电检测器将光信号转变成电信号，最后显示、打印结果。酶标仪的微处理器可控制机械驱动机构实现 X、Y 方向的移动，改变微孔板滑槽的位置，变换检测各个微孔，保证光路能通过各个微孔中的有色待测溶液。

实验步骤

1. 通道差检测

选择一只未使用过的微孔杯,要求杯底透光良好、平整、洁净,放入微孔板架上。准备低、中、高三种不同浓度的甲基橙溶液(吸光度分别在 0.25A 左右、0.50A 左右、1.5A 左右)各 200 μL,先后加入微孔杯中。针对每个浓度的甲基橙溶液先后置于 8 个通道的相应位置,以蒸馏水调零,在主波长 490 nm、参比波长 630 nm 下连续测定三次,记录数据并计算平均值。

取 8 个通道中的最高 A 值(H)和最低 A 值(L),分别计算三个浓度下极差值($H-L$)和通道间差异率 $[(H-L)/(H+L)]$,求平均值。

2. 孔间差的测量

取同厂家、同批号的微孔板条(8 条,共 96 孔),放入微孔板架上。各孔中均加入 200 μL 甲基橙溶液(吸光度控制在 $0.065A \sim 0.070A$),先后置于同一通道下,以蒸馏水调零,进行双波长测定,取各孔 A 值,求标准差(S),孔间差用 $\overline{x} \pm 1.96S$ 表示。

数据记录与处理

通道差的实验数据记录在表 19-1 中,孔间差的实验数据记录在表 19-2 中。

表 19-1 通道差检测记录

通道号	1	2	3	4	5	6	7	8	极差值	通道间差异率
浓度 1										
浓度 1										
浓度 1										
浓度 1 平均值										
浓度 2										
浓度 2										
浓度 2										
浓度 2 平均值										
浓度 3										
浓度 3										
浓度 3										
浓度 3 平均值										

表 19-2 孔间差检测记录

序号	A	B	C	D	E	F	G	H
1								
2								
3								

续表

序号	A	B	C	D	E	F	G	H
4								
5								
6								
7								
8								
9								
10								
11								
12								
孔间差								

注意事项

（1）微孔板要准确地放置在酶标仪的滑槽中,卡夹应将微孔板固定牢;在酶标仪工作时运行轨道上不得有障碍物,更不得以外力强行停止微孔板的运动。

（2）为避免孔间差结果因加样误差而出现假性增高,应将甲基橙溶液吸光度调至 $0.065A \sim 0.070A$,使加样误差控制在仪器的分辨率（$0.01A$）以下。

（3）出现技术故障时应及时与厂家联系,切勿擅自拆卸酶标仪。

思考题

（1）简述酶标仪的基本工作原理。
（2）酶标仪由哪几个部分构成？
（3）酶标仪与分光光度计的区别有哪些？
（4）酶标仪的通道差和孔间差产生的原因是什么？如何检测？

（金　丹）

实验 20　流式细胞仪的使用与常见故障的排除

实验目的

(1) 熟悉流式细胞仪的分析和分选原理。
(2) 熟悉流式细胞仪常见的故障及排除方法。
(3) 了解利用流式细胞仪进行参数测量和细胞分选的方法。

实验器材

流式细胞仪、四色荧光微球 1 瓶、IgG_1-FITC/ IgG_1-PE/IgG_1-PerCP 抗体、抗 CD_3-PerCP 荧光标记抗体、抗 CD_4-FITC 荧光标记抗体、抗 CD_8-PE 荧光标记抗体、溶血剂等。

实验原理

分析原理：用一定压力将待测样品压入流动室,不含细胞的磷酸盐缓冲溶液在高压下从鞘液管喷出,鞘液管入口方向与待测样品流成一定角度,鞘液就能够包绕着样品高速流动,组成一个圆形的流束,待测细胞在鞘液的包被下单行排列,依次通过检测区域。当样品中的细胞(或颗粒)经过流动室的小孔时,被仪器提供的激光束照射,发出特定波长的荧光,同时产生特征性散射光。这些信号分别被呈 90°角方向放置的光电倍增管荧光检测器和前向角放置的光电二极管散射光检测器接收,经过转换器转换为电子信号后,输入电子信号接收器。计算机通过相应的软件分析这些数字信息,就可以得到一系列有用的医学信息,如细胞的大小与形态、细胞内颗粒的结构、数量与形状、细胞核的形状、细胞表面或细胞质中靶蛋白的含量、细胞 DNA 和 RNA 的含量、细胞 DNA 断裂等信息。

分选原理：在压电晶体加上频率为 30 kHz 的信号使喷嘴产生机械振动,流动室即随之振动,使通过测量区的液柱断裂成一连串均匀的液体。一部分液滴中包有细胞,而细胞特性是在进入液滴以前已经被测定了的,如果其特征与被选定要进行分选的细胞特征相符,则仪器在这个被选定的细胞刚形成液滴时给整个液柱充以指定的电荷,使被选定的细胞形成液滴时就带有特定的电荷,而未被选定的细胞形成的细胞液滴和不包含细胞的空白液滴不被充电,因不带电荷而不发生偏转。带有电荷的液滴向下落入偏转板的高压静电场时,按照所带电荷符号向左或向右偏转,落入指定的收集器内,完成分类收集。

仪器描述

流式细胞仪是一种集激光技术、电子物理技术、光电检测技术、电子计算机技术及荧光免疫化学染色技术、单克隆抗体技术等为一体的新型高科技仪器。流式细胞仪的结构一般分为 5 个部分：流动室及液流驱动系统；激光光源及光束形成系统；光学系统；信号检测、存储、显示分析系统；细胞分选系统。流动室是仪器的核心部件，由石英玻璃制成，室内充满了鞘液；光学系统由若干组透镜、滤光片及小孔组成。

实 验 步 骤

（一）流式细胞仪的使用

1. 用荧光微球校正光路

将荧光微球在室温下放置 10 min，混匀后，取 0.5 mL 微球放入 12 mm×75 mm 流式细胞仪专用试管，加入 500 μL 鞘液，混匀后放入样本台，选择检测 Flow-check 的程序。当仪器采集的光路数达到 5000 个时，记录 FS 光路及荧光 $FL_1 \sim FL_4$ 的半峰宽变异系数 HPCV 值（应小于 2%）。

若 HPCV 值不达标，应采取校正措施（仪器预热是否达 20 min、排除气泡干扰后重测、清洗仪器后重测）。若仍未达标，则必须请厂家进行光路调整。

2. T 淋巴细胞亚群的分析（CD_3^+T，CD_4^+T，CD_8^+T）

1）标本准备

取新鲜 $EDTA-K_2$ 抗凝外周血 2 mL，再取用干燥洁净流式试管两支，1 支加阴性试剂 IgG_1-FITC/ IgG_1-PE/IgG_1-PerCP20 μL 做对照管，1 支加 CD_3-PerCP、CD_4-FITC、CD_8-PE 三色试剂 20 μL，分别加外周血 50 μL，避光反应 15～20 min 后，加 450 μL 溶血素工作液避光 15 min，待测。

2）上机检测

仪器进入正常工作状态后，建立并选择 $CD_4/CD_8/CD_3$ 三色检测方案，用阴性对照管调电压。电压调节达到要求后对测定管进行检测。

3. 分选 CD_3^+T 细胞

按上面的实验准备条件，设定分选方案并定义靶细胞，设置分选逻辑门对 CD_3^+T 细胞进行分选。

（二）流式细胞仪常见故障的设置及排除

1. 鞘液压力报警及排除

（1）故障产生原因：鞘液压力固定输出为 4PSI，一般是由与鞘液相关的管道漏气引起或由于调压阀偏移，极少数由于传感器问题引起。

（2）本故障的设置。

① 调节压力调节阀，使鞘液压力小于 4PSI。

② 拧松鞘液筒盖。

（3）故障的仪器显示："Sheath pressure error"或"Sheath pressure warning"。

（4）故障的排除。

① 拧紧鞘液筒盖子。

② 鞘液筒上接头因老化导致漏气，更换接头。

③ 调节压力调节阀，使鞘液压力为 4PSI。

2. 真空压力报警及排除

(1) 故障产生原因:废液不能正常排放或液面水平传感器自身损坏导致的错误报警。

(2) 本故障的设置:真空瓶内装满液体。

(3) 故障的仪器显示:"Vaccum chamber error"或"Vaccum chamber warning"。

(4) 故障的排除。

① 更换液面传感器,应急处理时可以拔出传感器插头。

② 检查排废管道是否堵塞。

3. 系统压力报警及排除

(1) 故障产生原因。

① 由于系统内部压力小,使压力表和气泵压力表显示值低。

② 气水隔离瓶漏气。

③ 交流电磁阀不密封。

④ 电源箱接头松动。

⑤ 主机管道可能漏气。

(2) 本故障的设置:调节压力表使系统压力小于30PSI。

(3) 故障的仪器显示:"System pressure error"或"System pressure warning"。

(4) 故障的排除。

① 调节压力表使系统压力等于或略大于30PSI。

② 检测气水隔离瓶是否漏气。

③ 检查交流电磁阀。

④ 检查电源箱面板接头是否插紧。

⑤ 检查主机管道是否漏气或管道脱落情况。

4. 样品压力报警及排除

(1) 故障产生原因:试管口变形或有裂缝、试管尺寸不合、进样针上方的O形橡皮圈老化。

(2) 本故障的设置:使用试管口有裂缝的试管。

(3) 故障的仪器显示:"Sample pressure error"。

(4) 故障的排除。

① 更换流式细胞仪专用试管。

② 更换O形橡皮圈。

数据记录与处理

(1) Flow-check 检测光路 HPCV 测定值记录在表 20-1 中。

表 20-1 Flow-check 检测光路 HPCV 测定值

	HPCV 测定值	备注
FS		
FL_1		
FL_2		
FL_3		
FL_4		

(2) 外周血淋巴细胞亚群测定结果记录在表 20-2 中。

表 20-2 外周血淋巴细胞亚群测定结果

报告内容	测定值	备注
CD_3		
CD_4		
CD_8		

注意事项

(1) 按照规定的顺序开机,检查鞘液筒(八成满)并加 200 mL 漂白液,排出管路气泡,预热约 20 min。

(2) 上机前所有要经样品管的溶液(包括样品),均要使用规定的过滤网过滤,避免溶液中的杂质、细胞团或沉淀物阻塞仪器管路。

(3) 进行免疫荧光分析时,所有操作环节尽可能在避光条件下进行,以减少测定误差。

(4) 流式细胞仪属于精密仪器,排除故障时需谨慎,无法解决时应求助于厂家工程师。

思考题

(1) 流式细胞仪的基本工作原理是什么?
(2) 流式细胞仪的基本构成有哪几部分?
(3) 如何校正流式细胞仪的流路和光路?
(4) 流式细胞仪常见的故障有哪些?如何排除?

(李木兰)

实验 21　荧光定量 PCR 仪的光路校准

实验目的

(1) 掌握荧光定量 PCR 仪的基本结构、工作原理。
(2) 熟悉荧光定量 PCR 仪的光路校准步骤。

实验器材

以卤钨灯为光源的荧光定量 PCR 仪 1 台、专用绿色校准纸板 1 个等。

实验原理

荧光定量 PCR 技术是通过荧光染料或荧光标记的特异性探针,利用荧光信号积累实时监测整个 PCR 进程,对 PCR 产物进行标记跟踪,实时监控反应过程。随着 PCR 反应的进行,反应产物不断累积,荧光信号强度也等比例增加。每经过一个循环,收集一次荧光强度信号,这样就可以通过荧光强度变化监测产物量的变化,结合相应的软件对产物进行分析,可以得到荧光扩增曲线,计算待测样品模板的初始浓度。如果同时扩增的还有标有相应浓度的标准品,线性回归分析将产生一条标准曲线,可用以计算未知样品的浓度。

荧光信号的正确采集是获得准确分析结果的前提条件,仪器光学系统的工作是否正常决定荧光信号采集的准确性。因此,当仪器初次安装、检修、拆装、更换光源或仪器搬动后,均应重新进行荧光光路校准。

荧光定量 PCR 仪检测原理见图 21-1。

仪器描述

荧光定量 PCR 仪通常由 PCR 系统和荧光检测系统组成,荧光检测系统包括激发光源和检测器。激发光源一般为卤钨灯或发光二极管(LED),而目前常用的检测器是超低温 CCD 成像系统和光电倍增管(PMT)。为检测扩增过程中微弱的荧光强度变化,荧光定量 PCR 仪增加了微量荧光检测光学系统、微电路控制系统、计算机及应用软件系统。在 PCR 的每一循环结束时,仪器的卤钨灯发射出激发光经过滤光器或分光镜、折射镜和透镜,单色激发光投射到扩增的反应液中,其中的荧光物质受到激发后,产生特定的发射光,经透镜、折射镜、分光镜,最后在 CCD 相机上成像(见图 21-1)。图像传输给计算机软件系统,经分析后显示出荧光强度增长曲线,荧光的强弱与标本中的 DNA 量成正比。

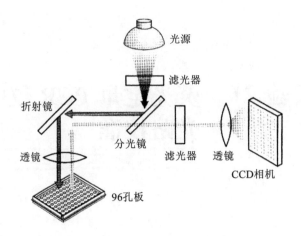

图 21-1 荧光定量 PCR 仪检测原理

实验步骤

1. 产生 CCD 图像

① 打开计算机和灯电源。

② 把校准纸板放在 PCR 的 96 孔样品槽上。

③ 把检测器上的热盖向前推到底并向下拧紧。

④ 轻点"START"键,选择并进入 SDS manager。

⑤ 在 SDS manager 软件屏幕中,把检测区值(ROI)设为 17,参考值(reference)设为 40,积分时间设为 512 ms。

⑥ 选择 shutter open(打√)。

⑦ 点击"live"(激活)按钮采样校准纸板的 CCD 图像,此时可见 96 孔图像,亮度与荧光强度成正比。

⑧ 图像出现后停止信号采集。

2. 参考框条(Reference Strip)的位置调整

在 CCD 图像的上部用六个长方形框来代表不同的光强度,最右边的框代表强度最强的光,从右到左光强依次减弱。调整的目的是让每一长方形框只容纳一种发射强度的光。

① 先把积分时间设为 512 ms。

② 按"live"按钮采样,得到图像后,再点"live"按钮停止采样。

③ 不断调整调节点位置直到达成目标(见图 21-2)。

④ 增加积分时间到 1024 ms,重复步骤③。

⑤ 增加积分时间到 2048 ms,重复步骤③。

⑥ 增加积分时间到 4096 ms,重复步骤③。

⑦ 减少积分时间到 2048 ms,检查参考框条位置是否正常,再逐步减到 512 ms 并检查位置是否正常。

3. 自动 ROI 校准

在 Edit 菜单中,选择 Calibrate ROI。

如自动 ROI 校准不能运行,或校准完成后孔的形状畸形,可先用 Edit/Reset Calibration 复位,然后用手动 ROI 调整的方法对准 96 孔位。调节点位置(见图 21-3),调整的目标是尽量使 96 个光斑都在各自的蓝孔中间。

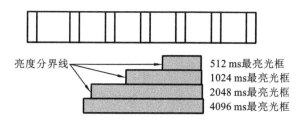

图 21-2　参考框条调整的目标图

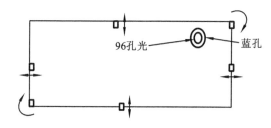

图 21-3　手动调整 96 孔位置的调节点位置及作用

4. 设定增益 Gain 及偏差 Bias

(1) 在 Edit 菜单下,选择 Linearity calibration,在对话框弹出后,输入密码。

(2) 把 Gain 及 Bias 设定到在重装软件前记下的相应数值,然后调节 Bias 值使 medium pixel 的值为 (10 ± 2)。

(3) 选择"START"键启动 Linearity calibration。

(4) 调节 Gain 把线性回归(Linear regression)的值调到 (10 ± 2)。若 regression 太大,则增加 Gain,否则减少 Gain。重调 Bias 使 medium pixel 值为 (10 ± 2)。

(5) 反复调节 Gain 和 Bias,使 medium pixel 的值和 Linear regression 每次的值均为 (10 ± 2)。

(6) 在设定好 Gain 和 Bias 后,按"Calculate"键,仪器会自动运行并计算 offset 值,完成计算后再次重新设定 Gain 和 Bias 并满足 medium pixel 的值和 Linear regression 的值为 (10 ± 2) 的条件后按"OK"键退出。

5. 退出软件

选择"QUIT"键退出 SDS manager 软件,光路校准完毕。

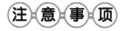

(1) 进行参考框条的位置调整时,若一次调整不理想,可进行多次调整,直到满意为止。

(2) 自动 ROI 校准时,在调整好参考框条位置后,调节积分时间直到 96 孔都清晰可见。注意只要能分辨即可,不要太强。

思考题

(1) 简述荧光定量 PCR 仪的检测原理。
(2) 哪些情况下需进行光路校准？
(3) 简述荧光定量 PCR 仪光路校准的步骤。

(曾照芳)

参考文献

[1] 曾照芳.临床检验仪器学实验指导[M].北京:人民卫生出版社,2011.
[2] 张玉海.新型医用检验仪器原理与维修[M].北京:电子工业出版社,2004.
[3] 丛玉隆,乐家新.现代血细胞分析技术与临床[M].北京:人民军医出版社,2005.
[4] 王治国.临床检验质量控制技术[M].北京:人民卫生出版社,2004.
[5] 藤文锋.检验仪器分析技术[M].北京:人民军医出版社,2012.
[6] 叶应妩,王毓三,申子瑜.全国临床检验操作规程[M].南京:东南大学出版社,2006.
[7] 冯仁丰.临床检验质量管理技术基础[M].2版.上海:上海科技文献出版社,2004.
[8] 邹雄,丛玉隆.临床检验仪器[M].北京:中国医药科技出版社,2010.
[9] 曾照芳,贺志安.临床检验仪器学[M].2版.北京:人民卫生出版社,2012.
[10] 国家药典委员会.中华人民共和国药典(2010年版)[M].北京:中国医药科技出版社,2011.
[11] 吴丽娟.临床流式细胞学检验技术[M].北京:人民军医出版社,2010.
[12] 吴后男.流式细胞术原理与应用教程[M].北京:北京大学医学出版社,2008.
[13] 陈朱波,曹雪涛.流式细胞术原理、操作及应用[M].北京:科学出版社,2010.